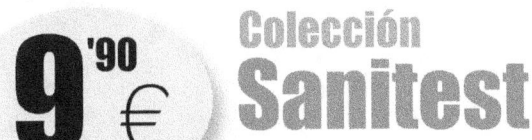

9'90 €

Colección Sanitest

Exámenes tipo test de Oposiciones oficiales

Incluyen acceso a plataforma online de repaso

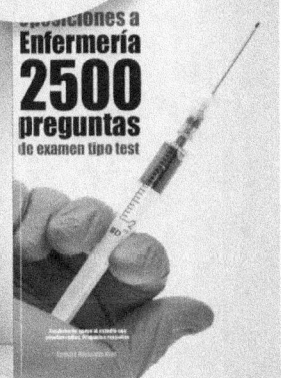

Enfermería   2.500 preguntas

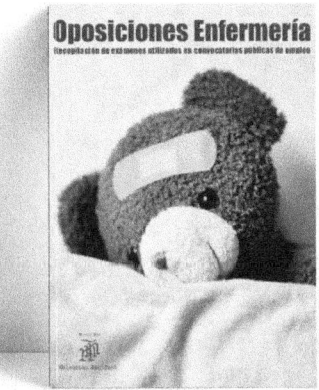

Enfermería   2.100 preguntas

Enfermería EIR   Últimos 9

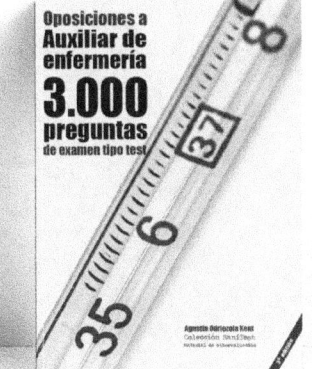
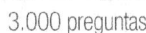

Auxiliar   3.000 preguntas

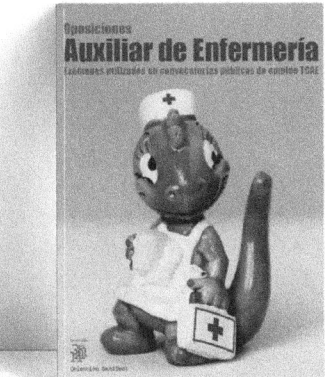
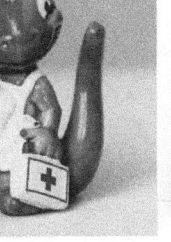

Auxiliar   3.000 preguntas

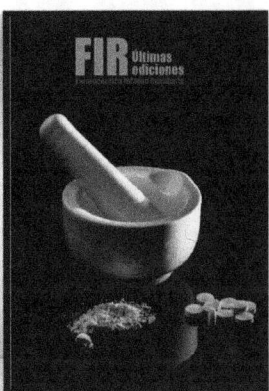

Farmacia FIR   Últimos 12

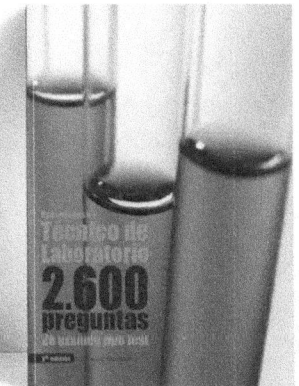

Laboratorio   2.600 preguntas

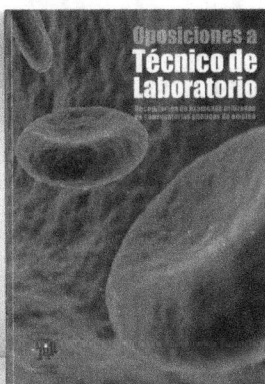

Laboratorio   2.800 preguntas

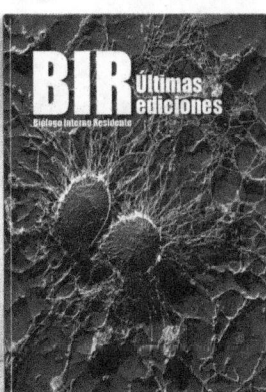

Bioquímica BIR   Últimos 12

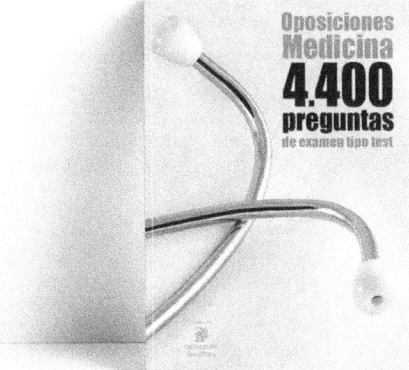

Medicina   4.400 preguntas

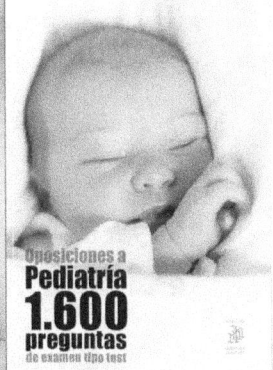

Pediatría   1.600 preguntas

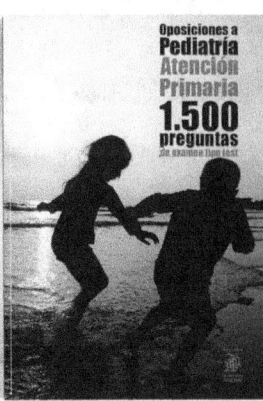

Pediatría AP   1.500 preguntas

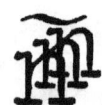

ISBN: 978-1983406768
Triple Eñe Ediciones / TapaBlanda

Imagen de portada: **Steve Cross** [Pixabay]
Crewe/Cheshire - Reino Unido

Diseño y maquetación: **Daniel García** [www.infogarcia.com]

Última revisión: 21 de septiembre de 2021

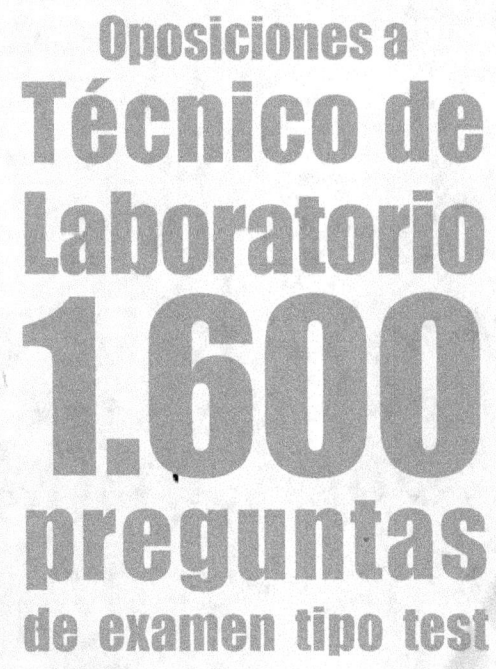

Oposiciones a
Técnico de
Laboratorio
1.600
preguntas
de examen tipo test

Recopilación de pruebas utilizadas en los servicios de salud del País Vasco, Extremadura, Andalucía, La Rioja, Cantabria, Galicia, Castilla la Mancha, etc.

Junio 2019: Añadidas 259 preguntas

Total incluidas en este
volumen: **1.830**

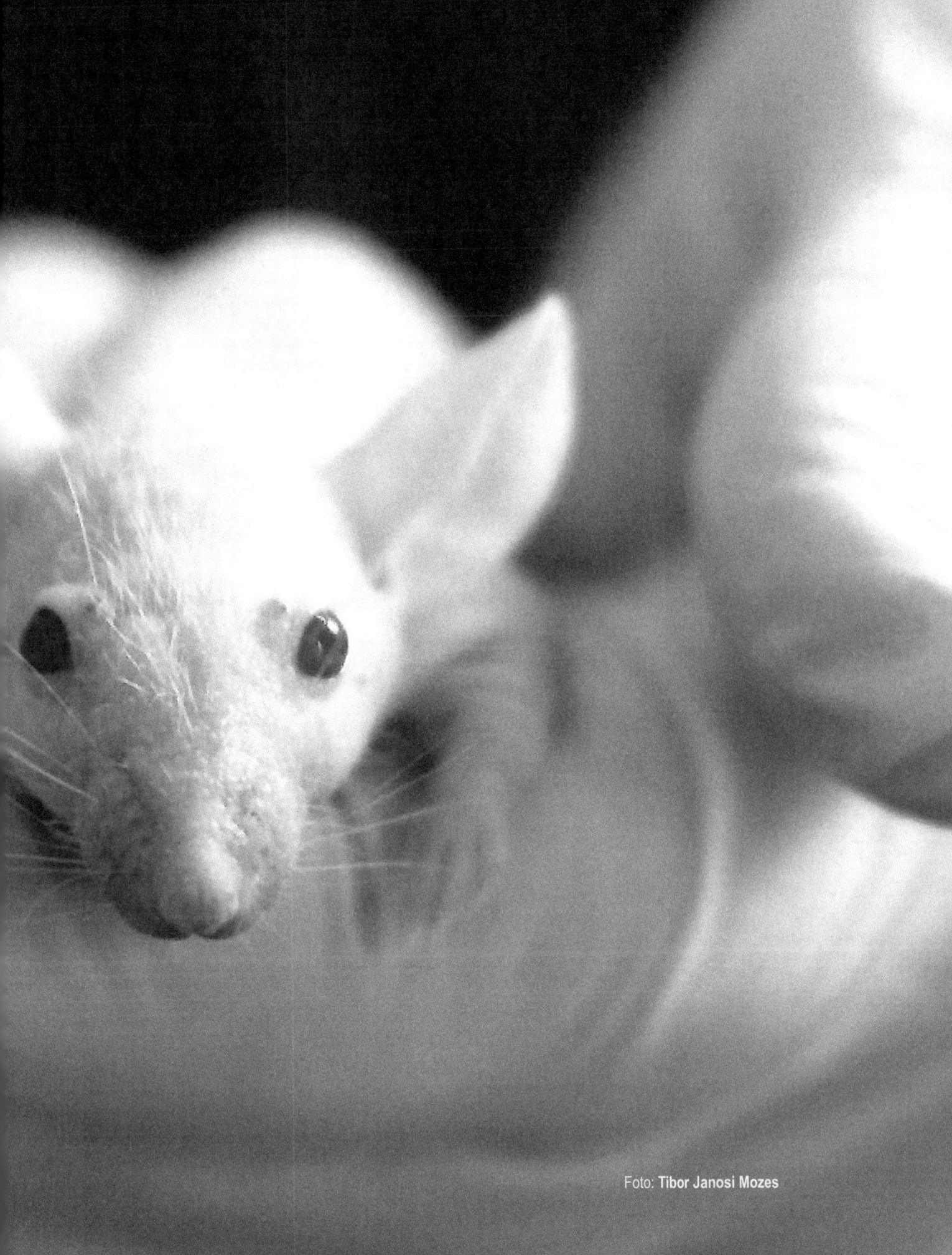

Foto: **Tibor Janosi Mozes**

Yo también pasé por ello

Estimado/a opositor/a; este volumen pretende ayudarte en tu tarea de estudio.
Recopila convocatorias de exámenes reales como repaso

El formato DinA4 busca facilitar la legibilidad y permitirte realizar anotaciones

Puedes hacernos llegar cualquier sugerencia de mejora que estimes oportuna

Yo también recorrí el duro camino del opositor y ahora sólo espero
humildemente haber podido facilitarte el tuyo

AgustínOdriozolaKent@gmail.com

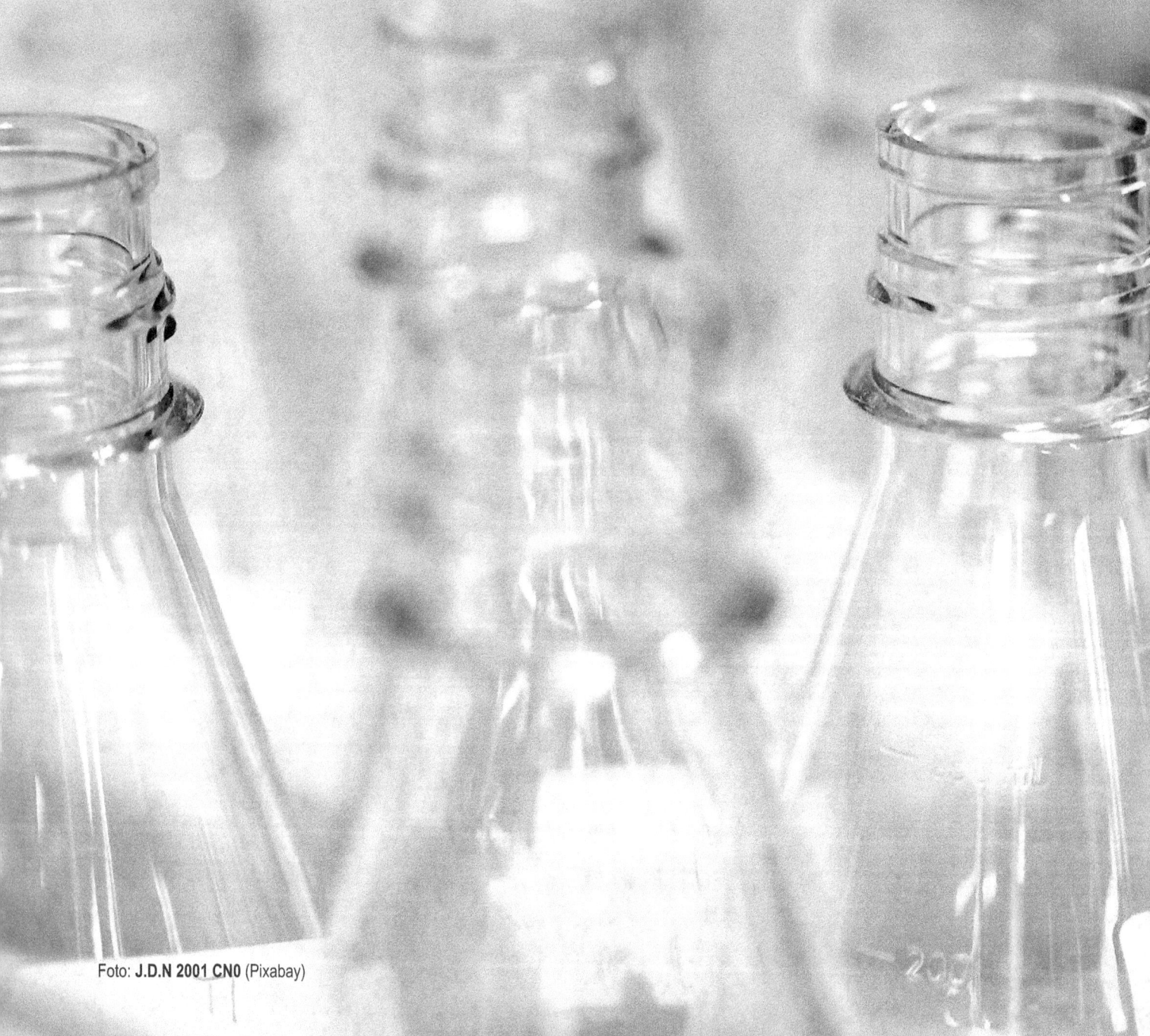

Foto: **J.D.N 2001 CN0** (Pixabay)

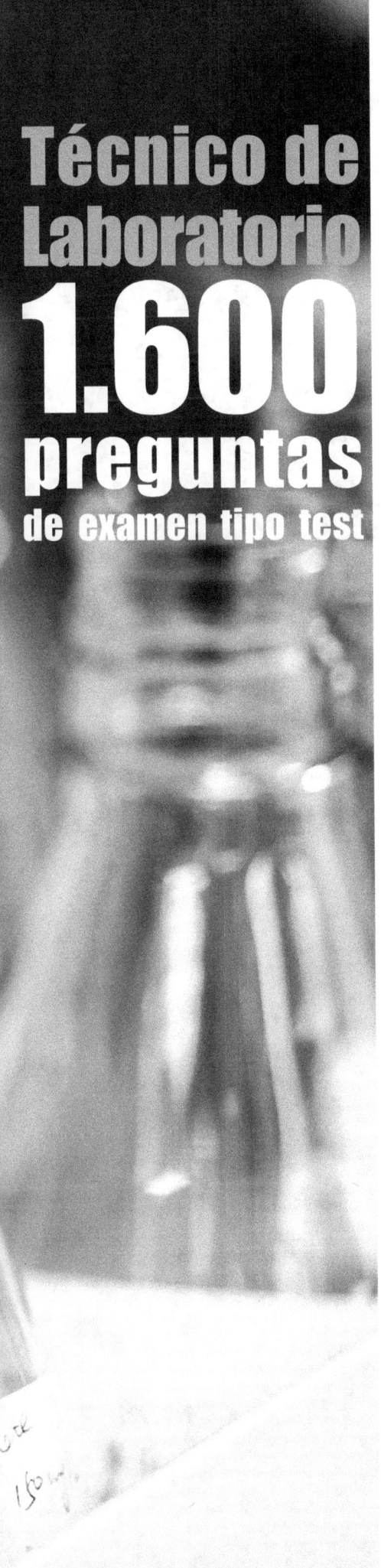

Técnico de Laboratorio 1.600 preguntas de examen tipo test

1. ¿Qué norma internacional establece los requisitos para acreditar la competencia técnica de los laboratorios de ensayo y calibración?

a. ISO/IEC 10017
b. ISO/IES 23018
c. UNE-EN ISO/IEC 17025
d. Sistema de calidad ENAC/ISO

2. Es una actividad del técnico de laboratorio:

a. La movilización del paciente
b. El traslado de muestras a otras unidades
c. El almacenamiento, control y archivo de las muestras, preparaciones, resultados y registros
d. Ninguna de las anteriores

3. El valor del VCM permite clasificar las anemias en:

a. Normocrómicas o hipocrómicas
b. Macrocíticas o microcíticas
c. Ferropénicas
d. Hemolíticas

4. Las vacunas vivas o atenuadas se preparan a partir de:

a. Exotoxinas de virus vivos o bacterias vivas
b. Bacterias o virus vivos pero atenuados
c. Endotoxinas de virus o bacterias vivas
d. Suspensión de virus o bacterias muertas

5. ¿Cuál de las siguientes enfermedades EDOs (enfermedades de declaración obligatoria) es en Galicia de declaración urgente, numérica e individualizada?

a. Sarampión   b. Lepra
c. Varicela   d. Sífilis

6. ¿Cómo se denomina al conjunto de técnicas utilizadas para la eliminación de microorganismos o gérmenes que se encuentran alojados en objetos, superficies y materiales?

a. Asepsia   b. Desinfección
c. Antisepsia   d. Limpieza

7. El conjunto de operaciones que se realizan a un equipo de medida o a un instrumento analítico para que nos garantice la exactitud de sus especificaciones se denomina:

a. Mantenimiento
b. Control de calidad
c. Calibración
d. Ninguna de las anteriores es correcta

8. En la preparación del paciente para la realización de una prueba diagnóstica, este debe estar informado de:

a. El tipo de estudio que se le va a hacer
b. El intervalo de referencia de la prueba diagnóstica
c. La instauración de las dietas, si fuera preciso
d. Son correctas A y C

9. ¿Qué parte del microscopio es la encargada de crear una imagen clara y aumentada?

a. Tornillo micrométrico   b. Objetivo
c. Foco   d. Condensador

10. De los siguientes medios ¿cuál es indicado para el crecimiento de hongos?

a. Agar Thayer- Martin
b. Agar chocolate
c. Agar Sabouraud
d. Agar sangre

11. ¿Cuál es el decolorante utilizado en la tinción Zield- Neelsen?

a. Acido-alcohol   b. Alcohol-acetona
c. Acido-.agua   d. Acido-acetona

12. ¿Qué medio enriquecido se utiliza en las pruebas de sensibilidad microbiana?

a. Agar sangre
b. Agar Muller- Hinton
c. Agar chocolate
d. Agar Mc Conkey

13. El agar chocolate contiene los factores:

a. X y Z   b. X y X
c. X y V   d. X y A

14. Los medios de cultivo que favorecen el crecimiento de un determinado tipo de microorganismos, sin inhibir totalmente el crecimiento del resto se denomina:

a. Generales   b. Diferenciales
c. Enriquecimiento   d. Selectivo

15. De las siguientes bacterias, cuál es grampositiva?

a. Escherichia   b. Proteus
c. Pseudomonas   d. Estafilococos

16. Si la concentración mínima inhibitoria para un microorganismo se puede conseguir con dosis habituales, el microorganismo es:

a. Moderadamente sensible   b. Intermedio
c. Sensible   d. Resistente

17. Para la identificación de la Pseudomona Aeruginosa, Prueba de.

a. catalasa positiva   b. catalasa negativa
c. oxidasa positiva   d. oxidase negativa

18. Indique la proposición correcta respecto de la Giardia Lamblia:

a. Causa en inmunodeprimidos diarreas importantes y de difícil tratamiento
b. Es una de las causas más importantes de diarrea en todo el mundo
c. Son móviles por pseudópodos
d. Produce una enfermedad diarreica grave llamada disentería amebiana

19. ¿Qué tipo de protozoo es el toxoplasma gondii?

a. Es un protozoo intestinal
b. Es un protozoo del tracto vaginal
c. Es protozoo tisular
d. Es un metazoo

20. Tras la exposición al VIH se produce, entre las dos y cuatro semanas posteriores un cuadro agudo que se caracteriza por:

a. Temblores nocturnos
b. Nerviosismo generalizado
c. Ganglios inflamados
d. Hormigueo en las piernas

21. Las técnicas para la determinación de sangre en heces que utilizan como indicador el guayaco, viran en caso de resultado positivo a un compuesto de color:

a. Rojo   b. Verde
c. Violeta   d. Azul

22. Para el estudio y el aclaramiento de la creatinina se medirá la concentración de la sustancia sobre:

a. Suero y orina de 12h sin precisar el volumen eliminado en ese tiempo
b. Orina de 24h precisándose el volumen eliminado en ese tiempo
c. Suero obtenido en ayunas
d. Suero y orina eliminados en un intervalo de tiempo determinado con medición del volumen en ese tiempo

23. La principal función de la hemoglobina es transportar:

a. Dióxido de carbono a los tejidos
b. Oxígeno a los pulmones
c. Dióxido de carbono y oxígeno a los tejidos
d. Oxígeno a los tejidos

24. Se considera anemia normocítica y normocrómica a:

a. Anemia por perdidas agudas de sangre
b. Anemia por déficit de ácido fólico
c. Anemia por déficit de Fe
d. Ninguna de las anteriores es correcta

25. El déficit de factor intrínseco produce?

a. Anemia perniciosa
b. Anemia refractaria
c. Anemia megaloblástica por déficit de ácido fólico
d. No produce ningún tipo de anemia

26. ¿Cuál de los siguientes NO es un método citoquímico para el estudio leucocitario?

a. Mieloperoxidasa
b. Prueba de la mancha fluorescente
c. Fosfatasa ácida
d. Técnica del negro Sudán B

27. Las células Reed- Sternberg son características de:

a. Leucemia mieloide aguda
b. Enfermedad de Hodgkin
c. Leucemia mieloide crónica
d. Síndrome de Sézary

28. En la PTI (Púrpura trombocitopénica inmunológica):

a. Aumenta el consumo por destrucción de plaquetas
b. El paciente crea antígenos contra sus propias plaquetas
c. Existe una superproducción de plaquetas
d. Todas las anteriores son correctas

29. La retracción del coágulo de fibrina depende principalmente de:

a. Hematíes   b. Fibrinógeno
c. Plaquetas   d. Plasmita

30. La prueba de laboratorio más empleada para monitorizar el tto con heparina es:

a. Tiempo de trombina TT
b. Tiempo de tromboplastina activado TTPA
c. Tiempo de protombina TP
d. No requiere monitorización

31. El principal, aunque no el único mecanismo de defensa frente a la infección por virus es:

a. Producción de Ac
b. Fagocitosis
c. Inmunidad innata
d. Citotoxicidad celular

32. Células responsables de las reacciones de inmunidad celular:

a. Linfocitos T   b. Linfocitos B
c. Linfocitos NK   d. Macrófagos

33. Los Ac del sistema Rh:

a. No atraviesan la placenta
b. Suelen ser inmunes de modo que su formación es estimulada después del contacto con sangre incompatible
c. El Ac mas frecuente es el Anti-e
d. Existen de forma natural en los individuos que carecen de los antígenos correspondientes

34. En presencia de que reactivo se produce aglutinación en un test de Coombs positivo:

a. Gammaglobulina humana
b. Antiglobulina humana
c. Globulinas humanas
d. Todas las anteriores son correctas

35. ¿Qué anticoagulante es el más específico para la determinación de una gasometría?

a. Heparina sódica
b. Heparina de litio
c. Citrato sódico
d. Depende de si es sangre arterial o venosa

36. En una gasometría la saturación de oxígeno indica:

a. La cantidad de O2 disuelto en el plasma
b. La cantidad de O2 presente en una muestra
c. La cantidad de O2 transportado por la hemoglobina
d. Ninguna de las anteriores es correcta

37. Las proteínas estas formadas por la unión de:

a. Aminoácidos
b. Péptidos
c. Oligoelementos
d. Ninguna de las anteriores es correcta

38. Habitualmente, ¿qué método es el más empleado para la determinación de proteínas plasmáticas?

a. Método de Kjeldahl
b. Reacción de Biuret
c. Método de Lorry
d. Método de refractometría

39. Los quilomicrones son:

a. Ricos en triglicéridos de origen exógeno
b. Se originan en hígado
c. Se encuentran en sangre antes de las comidas
d. Ricos en triglicéridos endógenos

40. ¿Cuál es el método de referencia para el estudio de lipoproteínas'

a. Electroforesis en gel de azarosa
b. Método enzimático
c. Ultracentrifugación
d. Métodos químicos

41. Las enzimas son:

a. Proteínas que actúan como catalizadores
b. Insolubles en agua
c. Electrolitos que actúan como catalizadores
d. Ninguna de las anteriores es correcta

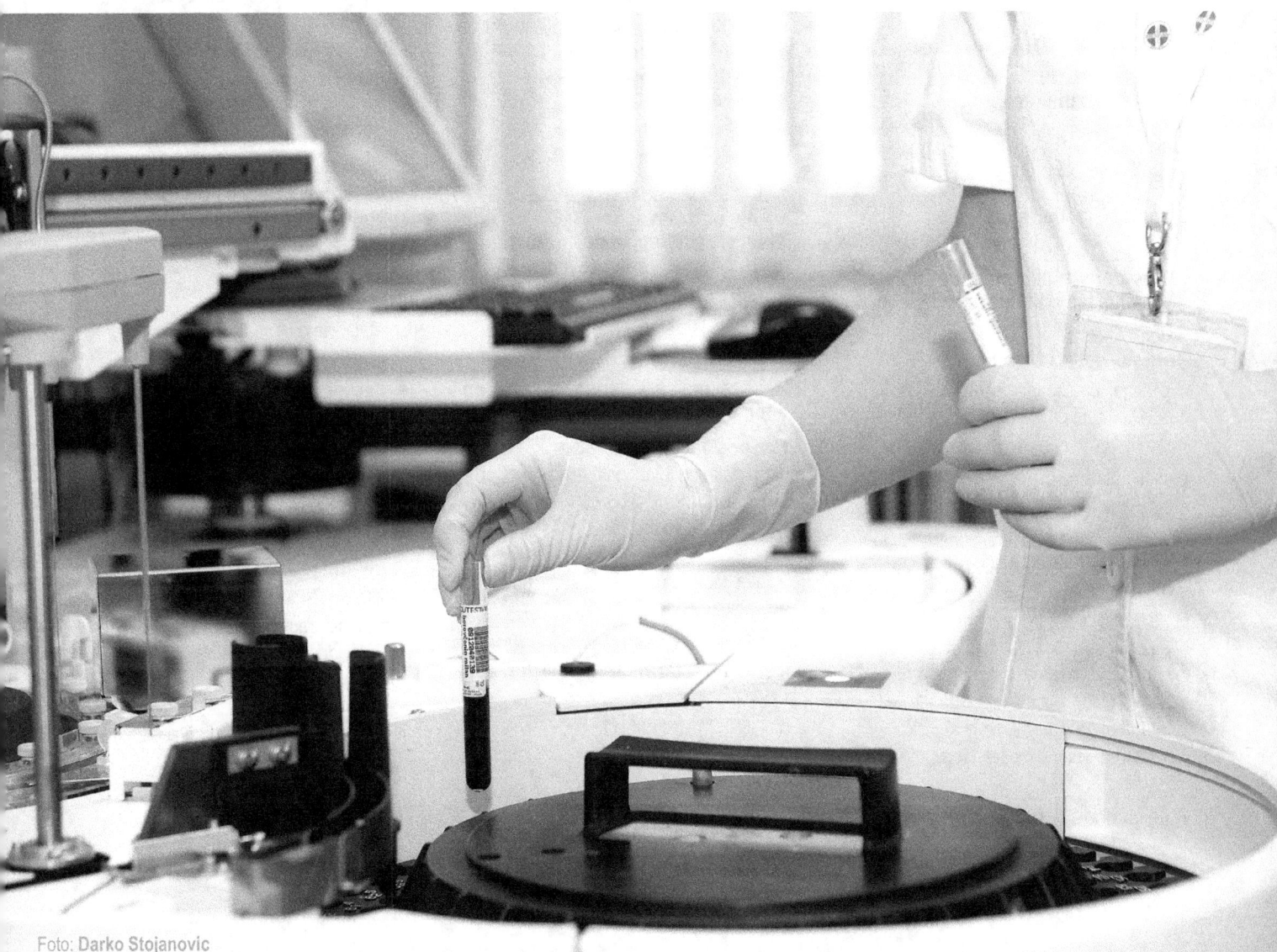

Foto: Darko Stojanovic

1. La gamma-glutamil-transferasa (GGT) es un marcador de

a. Alcoholismo
b. Infarto agudo de miocardio
c. Pancreatitis
d. Insuficiencia cardíaca

2. Km es una constante que tiene la dimensión

a. de una velocidad referida a una concentración
b. de una concentración referida al tiempo respuesta.
c. carece de dimensiones
d. tiene la dimensión de una concentración

3. La desnaturalización de un enzima supone

a. recuperar su actividad al volver a condiciones iniciales
b. que perderá su actividad catalítica.
c. que se recupera modificando el pH
d. ninguna es correcta

4. Las transaminasas son:

a. ácidos grasos
b. enzimas hepáticas.
c. isoenzimas
d. Todas son correctas

5. Las determinaciones de fosfatasa alcalina las podemos realizar en:

a. suero
b. plasma con EDTA
c. plasma con heparina de Litio
d. son correctas a y c

6. Señala la respuesta correcta:

a. La Km (Constante de Michaelis) y Vmax (Velocidad máxima) son una los parámetros característicos de la cinética de una enzima
b. La Km (Constante de Michaelis) de una enzima, es indicativa de la afinidad de ésta por su sustrato
c. La velocidad enzimática depende de la temperatura y del pH de la reacción
d. Todas las anteriores son ciertas

7. La láctico-deshidrogenasa posee un n° de isoenzimas de:

a. 6   b. 3   c. 4   d. 5

8. La Km (Constante de Michaelis) de la cinética enzimática:

a. Es la concentración del sustrato
b. Es una constante sin unidades
c. Es una actividad enzimática
d. Es una medida de la velocidad enzimática

9. En el diagnóstico de la pancreatitis se emplean:

a. Amilasa y lipasa séricas
b. Amilasa en orina
c. Lipasa en orina
d. A y B

10. Uno de los parámetros que caracterizan la cinética de los enzimas es:

a. El tiempo de reacción
b. La velocidad máxima
c. La concentración de sustrato
d. Todas las anteriores son ciertas

11. Dada una reacción enzimática según el modelo :S + E ES — E + P, en la que S = sustrato; E = enzima; P = producto; Eo = concentración de enzima total; K1, K2, K3 =-/ constantes - constantes de velocidad, ¿cuál corresponde a Km?

a. (K2+K3)/K1   b. K2/K1
c. K3 x E0   d. (K2+K1)/K3

12. Ante una elevación de CK, se considera la existencia de infarto agudo de miocardio - cuando la CK-MB es:

a. >6%   b. >20%
c. >40%   d. >60%

13. No es una característica de las enzimas:

a. Son catalizadores biológicos
b. Se consumen totalmente en la reacción enzimática
c. Son eficaces en muy pequeñas cantidades
d. Son específicos para el sustrato sobre el que actúan

14. Tras un infarto de miocardio, aparecen:

a. 1° GOT; 2°, CPK; 3°, LDH
b. 1°, CPK; 2°, GOT; 3°, LDH
c. 1°, LDH; 2°, GOT; 3°, CPK
d. 1°, CPK; 2°, LDH; 3°, GOT

15. El fosfato de piridoxal, que interviene en reacciones de transaminación, corresponde a la vitamina:

a. B6   b. B1
c. B12   d. B2

16. La creatín quinasa (CK) cataliza la reacción:

a. Fosforilación de creatina a partir de ATP para formar una fosfocreatina
b. Fosforilación de creatina a partir del ADP para formar fosfocreatina
c. Fosforilación de creatinina a partir del ATP para formar fosfocreatinina
d. Fosforilación de creatinina a partir del ADP para formar fosfocreatinina

17. Las determinaciones enzimáticas se realizan en unas condiciones tales que:

a. La velocidad de la enzima que hay que medir sea el único factor una limitante de la reacción
b. La concentración de sustrato sea el único factor limitante de la reacción
c. La temperatura sea el único factor limitante de la reacción
d. El pH sea el único factor limitante de la reacción

18. La amilasa sérica procede del páncreas exocrino y

a. las glándulas sudoríparas
b. las glándulas salivares
c. páncreas exocrino
d. metabolismo hepático

19. Las isoenzimas:

a. Son distintas formas de una enzima
b. Actúan sobre el mismo sustrato
c. Catalizan la misma reacción enzimática
d. Todas son ciertas

20. En una reacción cinética de orden cero:

a. La concentración de sustrato depende de la velocidad
b. La velocidad depende de la concentración de sustrato
c. La concentración de sustrato es constante
d. La velocidad es independiente de la concentración de sustrato

21. Al hablar de «actividad enzimática», nos referimos a:

a. La concentración de la enzima
b. La reacción catalizada por la enzima
c. La cantidad de producto formado o sustrato transformado por la enzima por unidad de tiempo
d. Las tres son ciertas

22. Se observan niveles elevados de fosfatasa acida en el suero de individuos con carcinoma de:

a. próstata
b. tiroides
c. hepático
d. de mama

23. Las enzimas químicamente son:

a. azúcares
b. lípidos
c. proteínas
d. metales

24. Se conoce con el nombre de Reagan

a. una fosfatasa alcalina ósea
b. una fosfatasa alcalina hepática
c. una fosfatasa alcalina intestinal
d. una fosfatasa alcalina carcinoplacentaria

25. El katal, que hace referencia a

a. milimoles / segundo
b. mol/segundo
c. milimoles/minuto
d. moles / minuto

26. ¿Qué isoenzima de la creatín-quinasa (CK) se emplea en el diagnóstico del infarto agudo de miocardio?

a. MM
b. MB
c. BB
d. Ninguna

27. ¿Qué fracción de la CPK es mayoritaria en suero normal?

a. CPK-MM
b. CPK-MB
c. CPK-BB
d. CPK 1

28. La actividad enzimática habitualmente se expresa en:

a. molaridad
b. unidades convencionales
c. miliequivalentes / litro
d. unidades internacionales

29. En la determinación de CK mediante el método de reacciones acopladas con hexoquinasa (HK) y glucosa-6-fosfato-deshidrogenasa (G6PDH), se mide la velocidad de formación de...:

a. NADPH a 340 nm
b. NADP a 340 nm
c. NADPH a 405 nm
d. NADP a 405 nm

30. La determinación de la isoenzima prostática de la fosfatas ácida se basa en:

a. Desnaturalización por álcali
b. Desnaturalización por calor
c. Inhibición por tartrato
d. Desnaturalización por ácido

31. Para distinguir el origen de las fosfatasas acidas se emplea como reactivo:

a. ácido málico
b. ácido láctico
c. ácido tartárico
d. ácido pirúvico

32. La muestra de elección para enzimología es:

a. orina
b. suero
c. plasma
d. todas son correctas

33. El límite de linealidad de una reacción enzimática se sobrepasa cuando:

a. La cantidad de enzima excede a la cantidad de sustrato una disponible, y se agota el sustrato antes de finalizar la respuesta. monitorización
b. La cantidad de sustrato excede a la cantidad de enzima disponible, y se agota la enzima antes de finalizar la monitorización
c. La actividad enzimática es muy baja
d. La enzima está desnaturalizada

34. En ausencia de una pancreatitis, es posible encontrar una hiperamilasuria en caso de

a. cólico hepático
b. parotiditis
c. insuficiencia renal
d. amigdalitis

35. El sustrato utilizado para la determinación cinética de la GOT es:

a. Glutamato
b. Alanina
c. Aspartato
d. Piruvato

36. Señala la afirmación incorrecta. Las reacciones enzimáticas...

a. pueden inhibirse competitivamente
b. pueden inhibirse por exceso de sustrato
c. pueden inhibirse no competitivamente
d. todas son falsas

37. La peroxidasa empleada en los ensayos ELISA suele proceder de..

a. Clara de huevo
b. De E. Coli
c. De intestino de ternera
d. De rábanos picantes

38. La isoenzima de Reagan es una fracción isoenzimática propia de:

a. fosfatasa ácida
b. láctico-deshidrogenase
c. fosfatasa alcalina
d. colinesterasa

39. Separamos las isoenzimas de láctico-deshidrogenasa:

a. por potenciometría
b. por cromatografía
c. por osmometría
d. electroforesis

40. La principal interferencia en la determinación de CK es:

a. Congelación del suero
b. Refrigeración del suero
c. Hemólisis
d. Adición de N-acetil-cisteína (NAC):

41. Cuál de estos factores no interviene en la velocidad de reacción:

a. estado físico en que se encuentran las substancias reaccionantes
b. la concentración
c. presencia de catalizadores
d. Todas son correctas

42. El eje hipotálamo-hipofisiario:

a. Sólo funciona en algunos individuos
b. Es el primer sistema de regulación hormonal
c. Funciona secretando hormonas que regulan la secreción de otras
d. Las respuestas B y C son ciertas

43. ¿Cuántas isoenzimas tiene la isoenzima lactato deshidrogenasa?

a. Dos
b. Tres
c. Cuatro
d. Cinco

44. No tiene interés para el diagnóstico de una disfunción hepática:

a. Colinesterasa
b. Gamma GT
c. Fosfatasa acida
d. Fosfatasa alcalina

45. La lactato deshidrogenasa cataliza la reacción:

a. Oxidación de piruvato a lactato, con formación de NADH
b. Oxidación de lactato a piruvato, con formación de NADH
c. Oxidación de piruvato a lactato, con formación de NAD
d. Oxidación de lactato a piruvato, con formación de NAD

46. Se encuentra actividad de LDH elevada en:

a. Infarto agudo de miocardio
b. Afecciones hepáticas
c. Anemia hemolítica
d. Todas ellas

47. La fosfatasa alcalina es útil para diagnosticar:

a. hepáticas y digestivas
b. pancreáticas y hepáticas
c. neoplásicas y congénitas
d. hepáticas y óseas

48. La G.O.T. y la G.P.T. son enzimas que pertenecen a la clase:

a. Hidrolasas   b. Oxidorreductasas
c. Transferrasas   d. Ligasas

49. En lesiones de músculo estriado la enzima más específica es:

a. LDH   b. CPK
c. AST   d. PAS

50. Las enzimas séricas se determinan en función de su:

a. actividad catalítica
b. estructura espacial
c. concentración molar
d. peso molecular

51. Las enzimas son:

a. Sustancias que aumentan la velocidad de las reacciones biológicas
b. Catalizadores biológicos
c. Sustancias que modifican la velocidad de las reacciones biológicas
d. Son correctas la B y la C

52. Función de los enzimas:

a. inhibir las reacciones biológicas
b. son biocatalizadores
c. biodegradarse
d. activadores de polipéptidos

53. En una reacción enzimática (U.1.) expresa:

a. micromoles / segundo
b. miliequivalentes / minuto
c. micromoles / minuto
d. milimoles / segundo

54. Señala el tipo de muestra para la determinación de enzimas:

a. plasma con EDTA
b. plasma con curato
c. plasma con heparina sódica
d. suero

55. La amilasa aumenta en:

a. pancreatitis   b. parotiditis
c. embarazo ectópico   d. todos ellos

56. Un enzima marcador de obstrucción hepática es:

a. la quinina   b. la alcolasa
c. la fosfatasa alcalina   d. la catalinasa

57. El dímero NSE de la enzima enolasa se determina principalmente por.

a. ELISA de captura y colorimetría
b. ELISA competitivo y fluorimetría
c. ELISA tipo sandwich y espectrofotometría
d. Enzimoinmunoensayo de micropartículas y fluorimetría

58. Todas las afirmaciones sobre la LDH son correctas menos:

a. Tiene 5 isoenzimas
b. Es la primera enzima en elevarse tras el IAM
c. Se eleva a las 12-24 horas tras el comienzo del IAM
d. Se eleva en las afecciones hepáticas

59. Tras un infarto de miocardio la CK:

a. alcanza su pico a las 24-48 horas
b. retorna a la normalidad a los 12 días
c. se comienza a elevar a la media hora
d. todas son correctas

60. La administración repetida de inyecciones intramusculares puede dar lugar a un aumento en suero de:

a. CK   b. CK-MB
c. AST   d. LDH

61. Cuando se emplea una enzima como reactivo analítico es necesario e imprescindible conocer:

a. la disposición geométrica del centro activo
b. su pH óptimo
c. la estructura primaría y secundaría de la proteína
d. el peso molecular de la enzima

62. No se pude determinar LDH en suero hemolizado porque:

a. la hemoglobina interviene en la reacción
b. los hematíes contienen LDH
c. el Fe de los hematíes es un inhibidor enzimático
d. ninguna es correcta

63. Las siguientes enzimas tienen interés en el estudio de las afecciones del músculo esquelético:

a. CK, AST, LDH, aldolasa
b. CK, y amilasa
c. CK y fosfatas alcalina
d. CK y GGT

64. Dos enzimas que se localizan tanto en el corazón como en el hígado, que se emplean para el diagnóstico de enfermedades relacionadas con ambos órganos son:

a. creatinfosfoquinasa y lactato-deshidrogenasa
b. transaminasas y creatinfosfoquinasa
c. transaminasas y lactato-deshidrogenasa
d. transaminasas y colinesterasa

65. ¿Cuál de las siguientes enzimas no es característica del perfil enzimático en pacientes con distrofia muscular progresiva?

a. aldolasa
b. fosfatasa alcalina
c. creatinquinasa
d. aspartatoaminotransferasa

66. Señala los valores normales de GPT:

a. 4-24 U/l
b. 40-240 U/l
c. 400-2.400 UI
d. Depende del método empleado

67. Enzima NO útil en el estudio de la disfunción hepática:

a. colinesterasa   b. fosfatasa ácida
c. Gamma-GT   d. fosfatasa alcalina

68. Al medir una reacción enzimático-colorimétrica debemos tener en cuenta el tiempo transcurrido desde que hemos provocado la reacción hasta la hora de medir.

a. Sí

b. No

c. No es muy importante, ya que nunca se dan variaciones muy grandes

d. Ninguna es correcta

69. ¿Cuál es el mecanismo de acción de los catalizadores?

a. Aumentar la energía de activación de la reacción

b. Hacer la reacción más exergónica

c. Dificultar el posible efecto de inhibidores

d. Disminuir la energía de activación de la reacción.

70. ¿Qué se entiende por macroamilasemia?

a. una hiperamilasemia acompañada de hiperamilasuria

b. una hiperamilasemia acompañada dehiperlipasemia

c. corresponde a la actividad de la amilasa detectada en el jugo pancreático

d. unión de la amilasa a una globulina sérica formando un complejo macromolecular

71. En una de las siguientes enfermedades, en general, la fosfatasa alcalina permanece dentro de los valores bioquímicos normales. ¿En cuál?

a. osteomalacia   b. osteoporosis

c. osteítis fibrosa   d. enfermedad de Paget

72. Un aumento de aldolasa sugiere:

a. Cirrosis

b. Ictericia obstructiva

c. Accidente cerebro vascular

d. Miopatía

e. Pancreatitis

73. En el infarto de miocardio la CK:

a. es más específica que la GOT

b. es la enzima más útil para el diagnóstico al cabo de 10 días del respuesta. episodio

c. desaparece a los 7-9 días

d. ninguna es cierta

74. ¿Cuándo se dice que una reacción enzimática sigue una cinética de orden cero?

a. Cuando la velocidad de la reacción enzimática depende de la una concentración de sustrato

b. Cuando la velocidad de la reacción enzimática no depende de la concentración de sustrato

c. Cuando la velocidad de la reacción enzimática no depende del pH

d. Cuando la velocidad dc la rcacción cnzimática no depende de la temperatura

75. En la determinación de la fosfatasa alcalina de una muestra se han obtenido los siguientes valores de absorbancia medida a 405 nm y a una temperatura de 25 °C:

Al = -/1 0,013
A2 = 0,126
A3 = 0,137
A4 = 0,143
Factor = 2.750

La cantidad de enzima presente en la muestra es:

a. 384 UI/L   b. 364 UI/L

c. 257 UI/L   d. 125 UI/L

76. Los métodos actuales para la medida de la actividad de la LDH se basan en la medida

a. NAD y NADH   b. Lactato

c. Piruvato   d. Oxalacetato

77. Tras un infarto de miocardio, la enzima más elevada en el plasma en las 48 h siguientes es:

a. ASAT   b. ALAT

c. LDH   d. ALP

78. La GOT disminuida se da en:

a. insuficiencia hepática

b. atrofia muscular

c. hepatitis fulminante

d. intoxicación etílica

79. En una pancreatitis aguda, la hiperamilasemia máxima se alcanza al cabo de

a. un mes   b. 24-28 horas

c. una semana   d. cinco días

80. La CPK se separa por electroforesis en MM, BB y MB. Esta última isoenzima es característica de:

a. del músculo   b. el hígado

c. del tejido cardíaco   d. del cerebro

81. ¿Qué enzima no indica coléstasis?

a. isocianato-deshidrogenasa

b. 5-nucleotidasa

c. fosfatasa alcalina

d. leucinaaminopeptidasa

82. El fosfato de piridoxal es una coenzima que participa en las reacciones de:

a. oxido-reducción   b. transaminación

c. hidrólisis   d. descarboxilación

83. Para que una enzima cumpla con su función catalítica adecuadamente, debe estar íntegra su estructura:

a. Primaria únicamente

b. Primaria y secundaria

c. Primaria y cuaternaria

d. Su estructura completa

84. Funcionalmente las enzimas se caracterizan por

a. Su eficiencia a pequeñas cantidades

b. Su gran especificidad

c. No alterarse con la reacción que catalizan

d. Todas las anteriores son ciertas

85. La amilasa es una enzima que pertenece a la clase:

a. Hidrolasas   b. Oxidorreductasas

c. Transferrasas   d. Ligasas

86. Señala los valores normales de GOT

a. 5-39 U /l

b. 50-390 U /l

c. 500-3.900U/l

d. depende del método

87. Las hormonas:

a. Se encuentran en una concentración muy baja

b. Circulan ligadas a proteínas transportadoras

c. Ejercen su acción a distancia de donde se secretan

d. Todas las anteriores son ciertas

88. En ausencia de pancreatitis es posible encontrar hiperamilasuria en:

a. Insuficiencia renal
b. Miopatía
c. Parotiditis
d. Hígado graso
e. Amigdalitis

89. La LDH, tiene interés en el diagnóstico de:

a. infarto de miocardio
b. pancreatitis crónica
c. amenorrea
d. arritmia cardiaca

90. Las enzimas GOT, GPT y GGT las podemos encontrar como:

a. ASAT, ALAT, y GGT
b. AFAT, ASAT, y GTP
c. TGFT, ÑLFT, y GGT
d. ASAT, ALAT, y TTGO

91. El tejido muscular cardíaco contiene las siguientes isoenzimas de CK:

a. Sólo MB
b. Sólo MM y MB
c. MM, MB y BB
d. Sólo MM y BB

92. En alcohólicos crónicos es frecuente observar una elevación sérica de la GGT, que se debe a:

a. degeneración biliar
b. inducción enzimática
c. hipertrofia hepatobiliar
d. degeneración hepática

93. El enzima que hidroliza los triglicéridos es:

a. CPK
b. amilasa pancreática
c. lipoproteinlipasa
d. gammaglutamil tanspeptidasa

94. La láctico-deshidrogenasa cataliza el metabolismo:

a. lipídico
b. glucolítico
c. proteico
d. aminoacídico

95. La LDH cataliza el paso reversible de láctico:

a. acetato
b. citrato
c. oxalacetato
d. pirúvico

96. El método de inmunoinhibición para la medida de CK-MB se basa en:

a. Inhibición de la actividad enzimática de CK por una desnaturalización respuesta
b. Inhibición selectiva con anticuerpos contra la subunidad M
c. Inhibición de la actividad CK-BB por anticuerpos selectivos
d. Inhibición selectiva con anticuerpos contra la subunidad B

97. En el infarto de miocardio la CPK alcanza su valor máximo, d de la lesión, al cabo de:

a. 60 minutos
b. entre 4 y 8 horas
c. entre 12 y 36 horas
d. a las 72 h aproximadamente

98. La Km de una enzima es:

a. La concentración de sustrato a la cual la reacción enzimática alcanza su velocidad máxima
b. La concentración de sustrato a la cual la reacción enzimática alcanza la mitad de su velocidad máxima
c. La concentración de enzima a la cual la reacción enzimática alcanza su velocidad máxima
d. La concentración de enzima a la cual la reacción enzimática alcanza la mitad de su velocidad máxima

99. ¿Qué tipo de muestra es la idónea para la determinación de enzimas?

a. plasma con EDTA
b. suero
c. plasma con curato
d. plasma con heparina sódica

100. Los espectros de absorción del NAD y NADH se diferencian en:

a. Ninguno absorbe luz a 260 nm
b. Ambos absorben luz a 260 nm
c. NADH absorbe luz a 340 nm y NAD no
d. NAD absorbe luz a 340 nm y NADH no

101. ¿Cuál o cuáles de los siguientes factores influyen sobre la actividad enzimática?

a. Temperatura
b. pH
c. Fuerza iónica del medio
d. Todos

102. La principal utilidad bioquímica de la gamma-glutamiltranspeptidasa reside en el estudio de:

a. pancreáticas
b. hepatobiliares
c. anémicas
d. renales

103. La medida de la actividad de una enzima se realiza:

a. Midiendo el producto formado por unidad de tiempo
b. Midiendo el sustrato formado por unidad de tiempo
c. Midiendo el producto consumido por unidad de tiempo
d. Las tres son ciertas

104. De los catalizadores podemos decir qué:

a. son moléculas que modifican la velocidad de una reacción sin alterar el equilibrio químico de la misma
b. igual que en a pero si hay alteración del equilibrio químico
c. interfieren en la reacción
d. ninguna respuesta es correcta

105. ¿Que enzima no podemos determinar en el plasma con EDTA-K2?

a. GOT
b. CPK
c. GPT
d. Fosfatasa alcalina

106. La actividad enzimática se puede expresar en:

a. mg/100m1
b. mol/l
c. U/l
d. meq/l

107. Puede incrementar los niveles séricos de alfa-amilasa:

a. la codeína
b. los corticoesteroides
c. la tetraciclina
d. todos ellos

108. ¿Cuál de las siguientes afirmaciones sobre la CK es falsa?

a. Se eleva a las 24 h del comienzo del IAM
b. Se eleva a las 4-8 h del comienzo del IAM
c. Tiene tres isoenzimas
d. Se eleva en las enfermedades musculares

109. La oxitocina:

a. Se sintetiza en la neurohipófisis
b. Se sintetiza en el hipotálamo
c. Regula las contracciones uterinas en el parto
d. Las respuestas B y C son ciertas

110. El dímero IMSE de la enzima eno-lasa se determina principalmente en..

a. Sangre completa
b. Orina
c. Líquido amniótico
d. Suero

111. Las siguientes enzimas se estu-dian en el seguimiento del infarto agudo de miocardio:

a. CK, AST, ALT
b. CK, AST, LDH
c. CK,ALT, LDH
d. CK, AST, amilasa

112. La medida de enzimas en suero se basa en:

a. Medida de su concentracón en suero
b. Demostración in vitro de su actividad ca-talítica
c. Métodos inmunoquímicos sofisticados
d. Métodos cromatográficos

113. La Gamma GT:

a. es un buen indicador de consumo de eta-nol
b. disminuye en el infarto de miocardio
o c: los valores normales en mujeres son más altos
d. ninguna respuesta es correcta

114. Se define como Unidad Interna-cional de actividad enzimática:

a. La cantidad de enzima que convierte 1 micromol de sustrato por una minuto en condiciones estandarizadas
b. La cantidad de enzima que convierte 1 mol de sustrato por segundo en condicio-nes estandarizadas
c. La cantidad de enzima que convierte 1 micromol de sustrato por segundo en condiciones estandarizadas
d. La cantidad de enzima que convierte 1 mol de sustrato por minuto en condicio-nes estandarizadas

115. La secuencia de elevación de las enzimas séricas en el infarto es:

a. CK, AST, LDH
b. CK, LDH, AST
c. AST, CK, LDH
d. AST, LDH, CK

116. El análisis de colinesterasa sérica es de utilidad ante la sospecha de un envenenamiento por:

a. insecticidas
b. raticidas
c. barbitúricos
d. monóxido de carbono

117. La fosfatasa alcalina se eleva en:

a. Colestasis
b. Embarazo
c. Recambio óseo elevado
d. Todas

118. Qué enzima no forma parte de los diferentes métodos enzimáticos de determinación de glucosa:

a. glucosa - deshidrogenasa
b. glucosa - oxidasa
c. mutarrotasa
d. peroxidasa

119. ¿Dónde hay mayor cantidad de GOT?

a. músculo cardíaco
b. tejido hepático
c. páncreas
d. riñón

120. La lipasa

a. su determinación no tiene ventajas sobre la amilasa
b. es menos específica del páncreas que la amilasa
c. también se eleva en la hepatitis y parotidi-tis
d. Todas son falsas

121. Los niños tienen altos los valores de fosfatasa alcalina a expensas de su función

a. hepática
b. ósea
c. placentaria
d. los niños no tienen valores altos de fosfa-tasa alcalina

122. La composición química de las enzimas es

a. Hidratos de carbono
b. Lípidos
c. Proteínas
d. Metales

123. La muestra de que disponemos para la determinación de LDH está hemolizada. ¿Qué debemos hacer?

a. Solicitar nueva muestra, no hemolizada
b. Hacer el análisis por duplicado
c. Procesar los controles junto a la muestra
d. Procesar la muestra

124. Se denomina célula diana a:

a. células en forma circular
b. un tipo de leucocitos
c. es un hematíe anómalo
d. la célula donde realiza su actividad una hormona

125. Un inhibidor competitivo de una enzima causa:

a. aumento de Km pero no altera la Vmax
b. aumento de Vmax pero no altera la Km
c. aumenta tanto la Km como la Vmax,
d. disminuye la Vmax pero no altera la Km

CLAVE DE RESPUESTAS				
1 A	26 B	51 D	76 A	101 D
2 D	27 A	52 B	77 A	102 B
3 B	28 D	53 C	78 C	103 A
4 B	29 A	54 D	79 B	104 A
5 D	30 C	55 D	80 C	105 D
6 D	31 C	56 C	81 A	106 C
7 D	32 B	57 C	82 B	107 A
8 A	33 A	58 B	83 D	108 A
9 D	34 B	59 A	84 D	109 D
10 B	35 C	60 A	85 A	110 D
11 A	36 D	61 B	86 A	111 B
12 A	37 D	62 B	87 D	112 B
13 B	38 C	63 A	88 C	113 A
14 B	39 D	64 C	89 A	114 A
15 A	40 C	65 B	90 A	115 A
16 A	41 D	66 A	91 B	116 A
17 A	42 D	67 B	92 B	117 D
18 B	43 D	68 A	93 C	118 C
19 D	44 C	69 D	94 B	119 B
20 D	45 B	70 D	95 D	120 A
21 B	46 A	71 B	96 B	121 B
22 A	47 D	72 D	97 C	122 C
23 C	48 C	73 A	98 B	123 A
24 D	49 B	74 B	99 B	124 D
25 B	50 A	75 C	100 C	125 A

1. Actúa sobre los triglicéridos produciendo su hidrólisis

a. Amilasa pancreática   b. Creatinkinasa

c. Gamma GT   d. Lipoproteinlipasa

2. Los lípidos son transportados en la sangre como

a. Albúmina

b. Aminoácidos

c. Gammaglobulinas

d. Lipoproteínas,

e. Apoproteínas

3. De los siguientes componentes lipídicos, ¿cuál se vería afectado más seriamente si analizamos una muestra de un paciente que no estuviera en ayunas?

a. Apolipoproteínas   b. Colesterol

c. Triglicéridos   d. Ácidos grasos

4. Clasifica las lipoproteinas de menor a mayor densidad

a. HDL-LDL-VLDL-Quilomicrones

b. Quilomicrones-LDL-VLDL-HDL

c. Quilomicrones-HDL-VLDL-LDL

d. Quilomicrones-VLDL-LDL-HDL

5. El colesterol se analiza por

a. métodos químicos

b. métodos enzimáticos

c. ultracentrifugación

d. A y B son correctas

6. Las siglas VLDL se refieren a

a. lipoproteínas de muy baja densidad.

b. lipoproteínas de alta densidad

c. alfa-lipoproteínas

d. beta-lipoproteínas

7. Los métodos enzimáticos para determinar colesterol

a. se realizan en un solo paso

b. nos libran de la fase de extracción

c. se realizan en varios pasos

d. A y B son correctas

8. Las muestras de lipoproteinas se conservan

a. a 4°C, sin congelación

b. a temperatura ambiente

c. congelando la muestra.

d. a 18°C

9 ¿Qué significa VLDL?

a. Lipoproteína de muy baja densidad.

b. Lipoproteinas de baja densidad

c. Lipoproteinas de alta densidad

d. Lipoproteinas de intermedia densidad

10. La proteína mayoritaria en el suero es

a. Las gammaglobulinas si existe inflamación

b. La albúmina

c. El fibrinógeno

d. Las lipoproteínas

11. Las funciones del riñón son

a. Síntesis

b. Metabólicas

c. Excreción

d. Todas las anteriores son ciertas

12. La actividad enzimática de las transaminasas se expresa en

a. mg/100mL   b. moles/L

c. UI/L   d. mEq/dl

13. Los valores normales de colesterol sérico oscilan entre

a. 170 y 250 g/L

b. 170 y 300 g/L

c. 170 y 250 mg/dL

d. Ninguna es correcta

14. ¿Qué es la apoproteina?

a. parte proteica de la lipoproteina

b. parte lipídica de la lipoproteina

c. conjunto de lípido y proteina

d. ninguna es correcta

15. La clasificación de Fredrickson se refiere a

a. tipos de diabetes

b. hiperlipoproteinemias

c. estadios tumorales

d. tipos de hipertiroidismo

16. ¿Qué lipoproteínas plasmáticas contienen apo B?

a. LDL, quilomicrones, HDL

b. LDL, quilomicrones

c. HDL

d. Quilomicrones, HDL

17. Es verdad que

a. Las VLDL (Lipoproteinas de muy baja densidad) son las encargadas del transporte de los triglicéridos exógenos respuesta.

b. Los quilomicrones son los que transportan los triglicéridos exógenos

c. Los quilomicrones son los que transportan los triglicéridos endógenos

d. Ninguna de las anteriores es cierta

18. Podemos decir de los lípidos totales que

a. poseen escaso valor en clínica

b. las técnicas para su determinación son engorrosas y poco fiables

c. en su lugar es mejor determinar colesterol, triglicéridos, fosfolípidos, lipoproteínas

d. Todas son correctas

19. La fracción lipídica más abundante en los alimentos es

a. Colesterol

b. Triglicéridos

c. Fosfolípidos y colesterol

d. Quilomicrones

20. A partir de los datos siguientes y aplicando la fórmula matemática, se deduce que:
Paciente 1: Colesterol = 450, TG = 100, HDL-colesterol = 50
Paciente 2: Colesterol = 200, TG = 150, HDL-colesterol = 40

a. El paciente 1 tiene mayor riesgo de accidente vascular

b. El paciente 2 tiene mayor riesgo de accidente vascular

c. Los dos pacientes tienen el mismo riesgo

d. Ninguno de los dos pacientes tiene riesgo

21. ¿Qué clase de lipoproteínas se asocia con la eliminación del colesterol del torrente sanguíneo?

a. Quilomicrones   b. VLDL

c. LDL   d. HDL

22. El colesterol plasmático proviene de

a. síntesis hepática

b. grasas vegetales de la dieta

c. grasas de origen animal de la dieta

d. A y C son correctas

23. ¿Por qué los quilomicrones se quedan en el lugar de aplicación de la muestra en el lipidograma?

a. Porque carecen de carga eléctrica
b. Debido a su bajo peso molecular
c. Debido a su baja densidad
d. Debido a su carga fuertemente positiva
e. No es cierto, los quilomicrones constituyen la banda que más avanza

24. Las pruebas de laboratorio que ayudan en la predicción del riesgo coronario incluyen las siguientes, excepto:

a. Ácidos grasos   b. Colesterol
c. HDL-colesterol   d. Triglicéridos

25. En la determinación de ácidos grasos libres por el método colorimétrico de extracción, se emplea un reactivo compuesto por una mezcla heptano-cloroformo. Tras la agitación vigorosa de los tubos se trabajará con la fase:

a. Sobrenadante
b. Residuo
c. Interfase
d. Cualquiera de ellas es válida si la extracción ha sido correcta

26. Se considera patológica la presencia de quilomicrones en el plasma tras un ayuno de:

a. 24 horas   b. 12 horas
c. 48 horas   d. Siempre es patológico

27. Una hiperlipoproteinemia es:

a. Un aumento de la cifra de lipoproteínas plasmáticas
b. Un aumento de la cifra de colesterol total
c. Una alteración del proteinograma
d. Un trastorno endocrino acompañado de obesidad

28. Es una fuente de error en las determinaciones de enzimas

a. Realizarlas a temperatura inferior a 37 °C
b. La hemolisis
c. El uso de tampones
d. Utilizar blanco-aire

29. Para su transporte por el suero los lípidos utilizan un sistema complejo, tipo

a. hormonal   b. lipoproteinas
c. hidratos de carbono d. azúcares

30. Las lipoproteínas LDL

a. Son aterogénicas
b. Tienen una mayor densidad que las HDL
c. Evitan la formación de placas de ateroma en los vasos
d. Son ciertas la B y la C

31. Señala cuál de estos compuestos no es una lipoproteina

a. QM
b. VLDL
c. Colesterol
d. HDL

32. ¿Qué lipoproteína flota en el plasma de densidad normal?

a. Quilomicrones
b. Alfalipoproteínas
c. Betalipoproteinas
d. Prebetalipoproteínas

33. La separación de las lipoproteinas por electroforesis será

a. Qm, VLDL, LDL, y HDL
b. Qm, LDL, VLDL, y HDL
c. depende de la temperatura
d. depende del soporte

34. El colesterol plasmático está disminuido en

a. insuficiencia hepática
b. hipertiroidismo
c. desnutrición
d. todas son correctas

35. La apolipoproteína A es el principal componente de

a. HDL   b. IDL
c. LDL   d. VLDL

36. La clasificación de Fredrickson se refiere a

a. tipos de diabetes
b. hiperlipoproteinemias
c. estadios inmorales
d. tipos de hipertiroidismo

37. De las siguientes pruebas hay una que no aporta datos fiables para establecer el diagnóstico de una hiperlipemia:

a. Lípidos totales
b. Colesterol
c. Triglicéridos
d. Lipidograma

38. El aspecto del suero en una hiperlipoproteinemia de tipo Na, es

a. Turbio (no forma costra)
b. Claro
c. Turbio, y si se deja reposar en la nevera se forma una capa cremosa en la superficie y el resto se aclara
d. Turbio, y si se deja reposar en la nevera se forma una capa cremosa en la superficie y el resto no se aclara

39. Son soportes para la electroforesis de lípidos

a. acetato de celulosa   b. vidrio
c. agarosa   d. A y C

40. Dislipoproteinémias son

a. proteínas anormales del organismo
b. proteínas normales del organismo
c. ausencia de lipoproteínas
d. anomalías del metabolismo de las lipoproteínas

41. Se dice que una muestra de suero tiene aspecto lipémico cuando

a. Está hemolizada
b. Está turbia por presencia de lípidos
c. Tiene lípidos pero no está turbia
d. Una muestra de sueros nunca puede ser lipémica

42. Las siglas CHOD POD significan:

a. Colesteroloxidasa peroxidasa
b. Cromógeno peróxido
c. Colesterol esterasa
d. Ninguna es correcta

43. ¿Cuál de estas substancias no es un lípido?

a. vitamina E   b. biotina
c. vitamina K   d. progesterona

44. Las lipoproteínas de muy baja densidad están formadas principalmente por

a. Triglicéridos   b. Colesterol
c. Fosfolípidos   d. Esfingolípidos

45. Un cofactor es

a. Un coenzima
b. Un grupo prostético
c. La parte del enzima que no posee actividad
d. A y B son ciertas

46. ¿Qué es el método CHOD-PAP?

a. Un método químico de determinación de HDL colesterol

b. Un método de medida de fosfatasa alcalina

c. Un método enzimático para la determinación de colesterol.

d. Un método químico para la determinación de colesterol

47. ¿Cuál es errónea?

a. Las alfalipoproteínas tienen menor tamaño que las una prebetalipoproteínas

b. Los quilomicrones se sintetizan en el músculo

c. Las lipoproteínas son el principal aporte de colesterol a las células

d. Todas las anteriores son erróneas

48. Para utilizar la fórmula de Friedwald es necesario

a. siempre podemos usarla

b. los triglicéridos han de estar por debajo de 400 mg/dl

c. los triglicéridos han de estar por debajo de 200 mg/dl

d. los triglicéridos rara vez interfieren

49. Según la clasificación de Fredrickson (modificada posteriormente por la OMS), una hiperlipoproteinemia de tipo V, se caracteriza por:

a. Un aumento de los quilomicrones

b. Un aumento de las VLDL

c. Un aumento del colesterol y de lostriglicéridos plasmáticos

d. Todas las anteriores son correctas

50. ¿Con qué dato asociaría el riesgo de aterosclerosis más alto en un varón de 35 años?

a. Colesterol total 205 mg/di

b. HDL 70 mg/d1

c. Alta concentración de apo B

d. Triglicéridos 300 mg/dl

51. Al realizar una extracción para triglicéridos debemos tener en cuenta

a. la postura del paciente al sacarle la sangre

b. que el paciente lleve al menos 12 horas en ayunas

c. que el paciente no haya tomado aspirinas

d. ninguna de ellas tiene influencia en la determinación de triglicéridos

52. Para hacer un estudio analítico de lípidos es importante

a. Ayuno de 24 horas

b. Ayuno de 12 a 14 horas

c. No haber tomado grasas en 3 días

d. Ninguna de las anteriores

53. Las dislipoproteinemias son anomalías en el metabolismo de

a. Los hidratos de carbono

b. De los ácidos nucleicos

c. De las lipoproteinas

d. De las proteínas

54. El método de la sulfofosfovainillina se utiliza para determinar

a. Urea

b. Bilirrubina directa

c. Ácido úrico

d. Lípidos totales

55. En la actualidad se admite, en general, que los bajos niveles séricos de HDL-Colesterol:

a. Disminuye el riesgo de padecer enfermedades una cardiovasculares

b. Aumenta el riesgo de padecer enfermedades cardiovasculares

c. El nivel de HDL-Colesterol, no influye en el riesgo cardiovascular

d. No es posible en la actualidad establecer ninguna relación entre los niveles séricos de HDL-Colesterol y riesgo cardiovascular

56. ¿Cuáles de los siguientes procedimientos enunciados permiten medir la fracción HDL del colesterol sérico?

a. Electroforesis de proteínas séricas

b. Precipitación de lipoproteínas séricas ricas en apo B y medida del colesterol en el sobrenadante

c. Turbidimetría

d. Cálculo matemático por la fórmula de Friedewald

57. Los Qm transportan

a. triglicerídos endógenos

b. colesterol

c. colesterol esterificado

d. triglicerídos exógenos

58. Para determinar lipoproteinas es útil

a. sólo suero

b. sólo plasma

c. sangre total

d. suero o plasma con EDTA

59. Los lípidos son transportados en la sangre por

a. Albúmina

b. Aminoácidos

c. Gammaglobulinas

d. Lipoproteínas

e. Apoproteínas

60. Los quilomicrones

a. son las lipoproteínas de más elevada densidad,

b. se encuentran normalmente en ayunas

c. transportan fundamentalmente triglicéridos exógenos

d. transportan fundamentalmente fosfolípidos

61. ¿Cuál de las siguientes es la fórmula de Friedewald? (Cálculo del colesterol LDL)

a. LDL = colesterol total - HDL

b. LDL = colesteroltotal - (HDL / 5)

c. LDL = colesterol total - ([TG / 5] + HDL)

d. LDL = (TG + [HDL / 5]) - colesterol total

62. ¿Cuánto colesterol, debería ingerir una persona en su dieta para cubrir las necesidades básicas y no presentar problemas de salud?

a. 6 g diarios

b. 2 g diarios

c. 1 g diario

d. Nada. Es conveniente eliminar completamente el colesterol de la dieta (en un futuro próximo todos los alimentos deberán estar libres de colesterol)

63. El valor normal de lípidos totales en suero es

a. 10-20 mg/dL

b. 300-900 g/L

c. 450-800 mg/dL .4(

d. Hasta 150 mg/dL

64. ¿Qué lipoproteína plasmática transporta mayoritariamente los triglicéridos de origen endógeno?

a. Quilomicrones

b. VLDL

c. LDL

d. HDL

65. En función de su densidad, las beta-lipoproteínas son

a. Lipoproteínas de alta densidad (HDL)

b. Lipoproteínas de baja densidad (LDL)

c. Lipoproteínas de muy baja densidad (VLDL)

d. Quilomicrones

66. Se considera un buen marcador de riesgo coronario

a. APO-D

b. relación APO-AI/APO-B

c. relación APO-B/APO-H

d. ninguna respuesta es correcta

67. En un lipidograma el orden de las lipoproteínas de menor a mayor distancia recorrida es:

a. Quilomicrones, HDL, VLDL, LDL, NEFA
b. HDL, Quilomicrones, VLDL, NEFA, LDL
c. NEFA, HDL, VLDL, LDL, Quilomicrones
d. Quilomicrones, LDL, VLDL, HDL, NEFA

68. La lipoproteína VLDL representa

a. Colesterol endógeno
b. Triglicéridos
c. Colesterol y fosfolípidos
d. Ácidos grasos libres

69. El Rojo Ponceau S sirve para teñir

a. Proteínas   b. Lipoproteínas
c. Glicoproteínas   d. Enzimas

70. Es un lípido simple

a. prostaglandina   b. fosfolípido
c. glucolípido   d. lipoproteina

71. Fórmula de Friedwald, "*LDL-colesterol es igual a...*"

a. TG/3+HDLcolesterol
b. TG/5+HDLcolesterol
c. TG/6+HDLcolesterol
d. TG/9+HDLcolesterol

72. La gamma-GT se determina con una técnica

a. A punto final   b. Colorimétrica
c. Enzimático-colorimétrica   d. Cinética

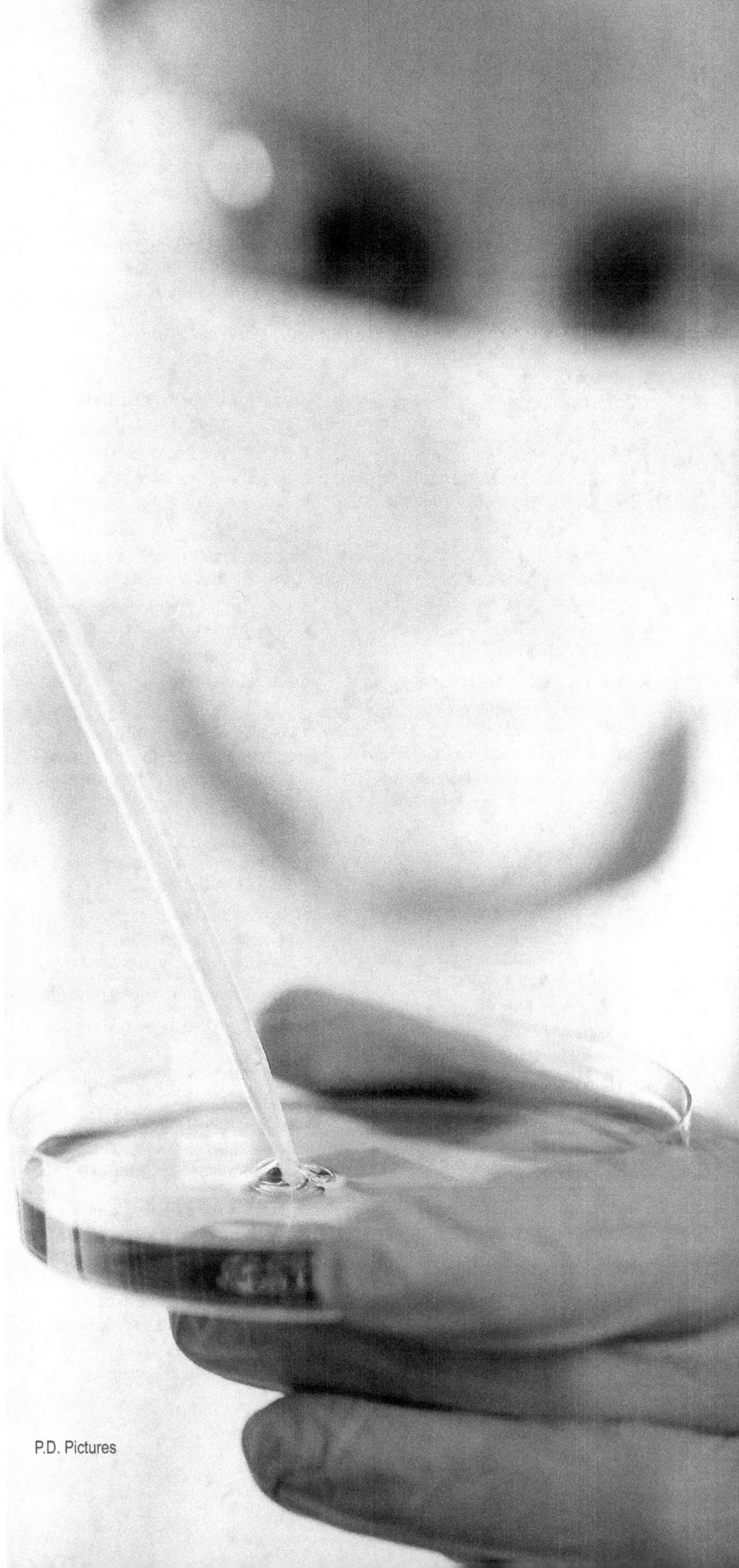

P.D. Pictures

1. La enzima responsable de la conjugación de la bilirrubina en el hígado es:

a. Bilirrubín-esterasa
b. Hemoglobín-reductasa
c. Bilirrubina-conjugasa
d. Glucuronil-transferasa

2. Aparece esteatorrea cuando existe un déficit de absorción de:

a. Hidratos de carbono
b. Lípidos
c. Proteínas
d. Vitaminas

3. En la recogida de heces para la determinación de sangre oculta, la preparación del paciente incluye:

a. Ninguna especial
b. Dieta en los días anteriores libre de pescado, carne y hortalizas
c. Dieta rica en carne
d. Dieta rica en grasas

4. La preparación del paciente para la recogida de heces para el estudio de grasas incluye

a. Dieta con 100 g de hidratos de carbono durante los tres días anteriores y respuesta. durante la recogida
b. Dieta muy rica en lípidos
c. Dieta habitual del paciente
d. Dieta con aporte de lípidos (80-100 g) durante los tres días anteriores y durante la recogida

5. El quimo se forma en:

a. La boca
b. El estómago
c. El duodeno
d. El colon

6. El test de schilling sirve para

a. Investigar la absorción de vitamina B12
b. Investigar la sangre oculta en heces
c. Investigar grasa en heces
d. Investigar la deficiencia de disacaridasas intestinales

7. Las heces de un paciente con esteatorrea presentan un aspecto:

a. Pálido
b. Volumen aumentado
c. Olor fétido
d. Todos

8. El estudio de sangre oculta en heces se hace para el diagnóstico de:

a. Anemia perniciosa
b. Esteatorrea
c. Enfermedad celíaca
d. Carcinoma intestinal

9. ¿Cuál de las siguientes sustancias se considera un marcador de alcoholismo crónico?

a. Enzimas
b. GGT
c. Amoníaco
d. Todas

10. En la enfermedad celiaca:

a. Hay una intolerancia a la lactosa
b. Hay una intolerancia al gluten
c. Se atrofia de las vellosidades intestinales
d. B y C son ciertas

11. La muestra necesaria para hacer la prueba de Van de Kamer es:

a. Una muestra de heces recogida al azar
b. Heces de 24 horas
c. Heces de 48 horas
d. Heces de 72 horas

12. En condiciones normales, ¿qué porcentaje de la bilirrubina del plasma se encuentra conjugada?

a. 10%
b. 50%
c. 80%
d. 100%

13. En la prueba de tolerancia a la lactosa se mide:

a. Glucosa
b. Lactosa
c. Fructosa
d. Xilosa

14. En el test de D-xilosa se mide:

a. Glucosa en una muestrade orina de 24 horas
b. Glucosa en una muestra de orina de 5 horas
c. Xilosa en una muestra de orina de 24 horas
d. Xilosa en una muestra de orina de 5 horas

15. La muestra para el análisis de sangre oculta en heces será:

a. Una muestra de heces al azar
b. Heces de primera hora de la mañana
c. Heces de 24 horas
d. Heces de tres días consecutivos

16. La prueba de D-xilosa carece de valor diagnóstico si el paciente presenta

a. Hipertiroidismo
b. Enfermedad renal
c. Anemia
d. Hemorroides

17. La prueba de Van de Kamer consiste en:

a. Determinación cuantitativa de grasas en heces
b. Determinación cuantitativa de grasas en orina
c. Observación microscópica de grasas en heces
d. Observación microscópica de fibras en heces

18. No es una prueba empleada en el estudio de los síndromes de malabsorción:

a. Test de tolerancia a la lactosa
b. Prueba de D-xilosa
c. Test de Van de Kamer
d. Test de tolerancia oral a la glucosa

19. Los anticuerpos añtigliadina están presentes en

a. Enfermedad de Graves-Basedow
b. Enfermedad celiaca
c. Anemia perniciosa
d. Esclerodermia

20. El test de la D-xilosa se emplea en el estudio de:

a. Síndromes de malabsorción
b. Mucoviscidosis
c. Intolerancia a la lactosa
d. Anemia perniciosa

CLAVE DE RESPUESTAS				
1 D	5 B	9 B	13 A	17 A
2 B	6 A	10 D	14 D	18 D
3 B	7 D	11 D	15 D	19 B
4 D	8 D	12 A	16 B	20 A

1. Señala la INCORRECTA:

a. El test de Coombs indirecto determina el fenotipo de los grupos sanguíneos
b. Para realizar el test de Coombs directo necesitaremos una muestra de sangre anticoagulada con EDTA
c. El test de Coombs indirecto detecta la sensibilización de hematíes in vitro
d. El test de Coombs directo nos permite observar la presencia de anticuerpos en el plasma

2. Son funciones de los anticuerpos:

a. Aglutinar bacterias
b. Neutralizar toxinas
c. Favorecer la fagocitosis de las bacterias
d. Todas las anteriores son correctas

3. Las inmunoglobulinas son:

a. Glucoproteínas   b. Lipoproteínas
c. Fosfoproteínas   d. Hidratos de Carbono

4. El sistema retributivo del personal estatutario se estructura en retribuciones:

a. Básicas, complementarias y específicas
b. Básicas y específicas
c. Básicas y complementarias
d. Básicas

5. ¿Qué reactivo utilizaremos para detectar la producción de INDOL?

a. Simmons   b. Moeller
c. Kovacs   d. Acetato de Plomo

6. El virus de la rubéola pertenece a la familia de los:

a. Rhabdovirus   b. Togavirus
c. Ortomixovirus   d. Paramixovirus

7. El conjunto de las instituciones de autogobierno de la Comunidad Valenciana constituyen:

a. La Generalitat
b. El Consell
c. Las Cortes Valencianas
d. Todas las anteriores son falsas

8. La enzima catalasa se encuentra en la mayoría de las bacterias aerobias y anaerobias facultativas que contienen citocromo, a excepción de los:

a. Estafilococos   b. Estreptococos
c. Micrococos   d. Bacilos

9. ¿Cuál es una técnica de tinción de cápsulas?

a. Método de Neisser   b. Método de Burri
c. Método de Loeffler d. Método de Albert

10. En un medio de cultivo, cual de los siguientes compuestos químicos actúa inhibiendo el crecimiento de bacterias ambientales y como regulador osmótico:

a. Peptona   b. Metano
c. Almidón   d. Cloruro sódico

11. ¿Cuál de estos medios de cultivo utilizarías para aislar las levaduras?

a. SS AGAR
b. EMB AGAR
c. CNA AGAR
d. SABOURAUD DEXTROSE AGAR

12. Para la realización de un antibiograma se debería utilizar el medio:

a. Mueller-Hinton   b. Hektoen
c. Roiron   d. Simona

13. Una de las siguientes no es una tinción diferencial:

a. Tinción AAR (Ácido Alcohol Resistente)
b. Tinción de esporas
c. Tinción de Gram
d. Tinción con Fuchsina

14. El método Romanowsky ¿para qué se emplea?

a. Para el estudio de parásitos
b. Para distinguir aspectos morfológicos y estructurales de las células
c. Para contar plaquetas
d. Ninguna es verdadera

15. En una placa agar sangre sembrada para aislar streptococcus pneumoniae, ¿cuál de estas colonias identificaría este germen?

a. Gamma-Hemoliticas
b. Alfa-Hemoliticas
c. Beta-Hemoliticas
d. Ninguna respuesta de las anteriores es correcta

16. ¿Cuál de estos microorganismos no es una bacteria?

a. Staphylococcus aureus
b. Mycobacterium leprae
c. Chlamydia trachomatis
d. Candida albicans

17. Para realizar el diagnostico de la existencia de Rickettsias ¿Qué prueba serológica NO debe utilizarse por su falta de especificidad y sensibilidad?

a. Aglutinación con látex
b. Inmunofluorescencia directa
c. Microinmunofluorescencia
d. Prueba de Weil-Felix

18. Una sarcina es:

a. Una agrupación de cocos con morfología cuboidea a modo de rectángulos
b. Una sustancia de carácter pegajoso
c. Una agrupación de cocos de dos en dos
d. Ninguna es cierta

19. ¿Cuál de estos parásitos NO es habitual su presencia en sangre?

a. Plasmodium
b. Leishmania
c. Entamoeba Hystolytica
d. Tripanosoma

20. La estructura responsable de la movilidad bacteriana se denomina:

a. Pili   b. Sarcina
c. Capsula   d. Flagelo

21. ¿Cuál de las siguientes hormonas estimula la espermatogénesis?

a. FSH   b. LH
c. Testosterona   d. Estriol

22. Respecto a la proteína de Bence Jones:

a. Son inmunoglobulinas de cadenas pesadas
b. En las personas sanas no existe esta proteína
c. Esta aumentada en las personas enfermas por hipotiroidismo
d. Esta aumentada en las personas con enfermedad de Addison

23. ¿Cuál de los siguientes es un marcador tumoral proteico?

a. Glucosiltransferasa   b. Ferritina
c. ADH   d. Lisozima

24. El síndrome de Cushing se caracteriza por:

a. Aumento de Aldosterona
b. Exceso permanente de glucocorticoides en sangre
c. Aumento de la glucogenosintesis
d. Disminución de las catecolaminas

25. ¿Qué órgano es el más importante y fundamental en la hematopoyesis tras el nacimiento?

a. Bazo　　　　b. Medula Ósea
c. Hígado　　　d. Timo

26. ¿Cuál de las siguientes células sanguíneas se encargan de la inmunidad?

a. Leucocitos　　b. Plaquetas
c. Eritrocitos　　d. Ninguna de las tres

27. ¿Cuál de las siguientes enzimas al elevar su cantidad no indica daño hepático?

a. LDH　b. 5-NT　c. LAP　d. CK

28. En la técnica colorimétrica para la determinación de la creatinina:

a. La creatinina reacciona con el picrato alcalino formando un complejo azulado
b. La creatinina reacciona con el picrato alcalino formando un complejo rojizo
c. La creatinina reacciona con el citrato ácido formando un complejo azulado
d. La creatinina reacciona con el citrato alcalino formando un complejo rojizo

29. ¿Cuál de los siguientes elementos no forman parte del electrodo de oxígeno de CLARK para determinar los valores de la presión parcial de oxígeno?

a. Cátodo de platino
b. Electrodo de referencia con carga negativa (ánodo)
c. Solución salina de bicarbonato
d. Membrana de separación

30. Cuál de las siguientes enzimas se localiza principalmente en el citoplasma de las células hepáticas:

a. GPT　b. GDT　c. ALP　d. GGT

31. ¿Cuál de las interpretaciones siguientes sobre el equilibrio ácido-base de la gasometría en sangre es correcta?

a. Un pH superior a 7,45 indica alcalosis
b. Un pH inferior a 7,35 indica acidosis
c. Hay que tener presente que puede haber un desequilibrio ácido-base aun con un pH plasmático dentro de lo normal
d. Las tres respuestas anteriores son correctas

32. ¿Cuál es el valor de referencia de la amilasa pancreática en suero/plasma?

a. De 20 a 150 UI/l　b. De 40 a 140 UI/l
c. De 40 a 200 UI/l　d. De 50 a 140 UI/l

33. Los estéridos están formados por:

a. Ácido graso más Colesterol
b. Ácido graso más Glicerol
c. Acido graso más Glicerol más Acido Fosfórico
d. Ácido graso más Colesterol más Hidratos de Carbono

34. En la determinación de colesterol por el método colorimetrico (CHO-POD TRINDER), el máximo de absorción se encuentra en:

a. 240 nm　　　　b. 505 nm
c. 360 nm　　　　d. 640 nm

35. Cuál de los siguientes colorantes se utiliza para efectuar un recuento diferencial en el LCR:

a. Violeta de genciana
b. Violeta cristal
c. Wright
d. Azul de metileno

36. Para el recuento de leucocitos ¿cuál de estas opciones puede ser causa de error en el resultado analítico?

a. La aplicación prolongada del torniquete
b. No afecta el tiempo transcurrido después de ejercicio y comida
c. Que el anticoagulante utilizado altere poco la morfología celular
d. Todas las respuestas son correctas

37. Los niveles normales de proteínas plasmáticas en el LCR oscilan entre:

a. 15-60 mg/dl　　　b. 5-30 mg/dl
c. 150-200 mg/dl　　d. 100-130 mg/dl

38. De las siguientes afirmaciones sobre el Trichuris trichiuria, ¿Cuál es la falsa?

a. Sus huevos liberan larvas al ciego
b. Sus huevos tienen forma de limón
c. Tienen forma de látigo
d. Es un gusano

39. Cuál de los siguientes microorganismos se encuentra como flora bacteriana en una vagina normal:

a. Corinebacterias
b. Lactobacilos
c. Anaerobios
d. Estardococos coagulasa negativos

40. ¿Cuál de los siguientes no es un trematodo?

a. Fasciola hepática
b. Echinococcis granuloso
c. Schistosoma
d. Todos los anteriores son trematodos

41. El cultivo de un esputo con sospecha de tuberculosis se realiza sobre.

a. Agar sangre　　　b. Lowestein-Jensen
c. Agar Levine (EMB)　d. Agar chocolate

42. El recuento normal de espermatozoides oscila entre:

a. 20-120 millones/ml
b. 10-100 millones/ml
c. 70-90 millones/ml
d. 5-15 millones/ml

43. Estas son precauciones que se deben tomar para una correcta recogida y transporte de las muestras de semen, ¿Cuáles son incorrectas?

a. La muestra debe recibirse en el laboratorio lo antes posible y en ningún caso después de 2 o 3 horas después de su toma
b. La muestra de semen no debe exponerse a temperaturas extremas durante el envío al laboratorio
c. Es necesario calentar el envase hasta alcanzar la temperatura corporal antes de recoger la muestra
d. La muestra se debe mantener a una temperatura de 25°C durante el envío al laboratorio

44. En un coprocultivo, son medios altamente selectivos:

a. Agar CLED y Agar EMB (eosina-azul de metileno)
b. Medio S-S (salmonella-Shigella) y medio verde brillante
c. Caldo selenito de sodio y caldo tetra-ionato de sodio
d. Todos son medio altamente selectivos

45. Los concentrados de plaquetas por ser un componente sanguíneo ¿Cómo deben transportarse?

a. Con hielo a temperatura de 1° a 10°C
b. Con temperaturas lo más cercanas posibles a 22°C
c. Con temperaturas lo más cercanas posible a 15°C
d. Con hielo seco

46. ¿Qué factores aumentan la velocidad de sedimentación globular?

a. Las presencia de fibrinógeno, globulinas y colesterol
b. Hemoglobina disminuida
c. Antes de la semana 12 de embarazo
d. Menopausia

47. ¿Qué porcentaje de los leucocitos de la sangre representan los basófilos?

a. 0-0,5 %   b. 2-5 %
c. 5-10 %   d. 10-15 %

48. Cuál de los siguientes compuestos en contacto con el cobre y unido a estímulos mecánicos es tremendamente explosivo:

a. Picrato alcalino   b. Ácido perclórico
c. Ácido sodico   d. Ácido pícrico

49. Con 'Pascal' nos referimos a una unidad derivada de:

a. Fuerza   b. Potencia
c. Energía, trabajo y calor   d. Frecuencia

50. El periodo de incubación de la hepatitis B oscila entre:

a. 15-45 días   b. 30-60 días
c. 60-180 días   d. 100-120 días

51. Una campana de seguridad con presión negativa

a. Es un habitáculo que extrae cualquier partícula contaminante de su interior
b. Sirve para evitar que el manipulador contamine la muestra
c. Es un habitáculo que impide que cualquier partícula contaminante entre en su interior
d. Son correctas B y C

52. La medida de la densidad de los líquidos vendrá dada por:

a. Gramos/cm cúbico
b. Gramos/litro
c. Kilogramo/litro
d. Las respuestas a. y c. son correctas

53. Cuando una proteína se somete a un campo eléctrico migra hacia el ánodo o hacia el cátodo según:

a. Su carga
b. Su composición
c. Según el valor pH del medio
d. No migra

54. ¿Todos los vidrios pueden utilizarse en el laboratorio?

a. Generalmente, si
b. No, solo los que por su resistencia química, mecánica y térmica soportan cambios bruscos
c. No, sólo los de marcas conocidas
d. No, el vidrio es demasiado frágil

55. El método más rápido para determinar las concentraciones de sodio es con un fotómetro de llama utilizando como estándar interno:

a. Potasio   b. Cesio
c. Litio   d. Rubidio

CLAVE DE RESPUESTAS

1 D	15 B	29 C	43 D
2 D	16 D	30 A	44 B
3 A	17 D	31 D	45 B
4 C	18 A	32 B	46 A
5 C	19 C	33 A	47 A
6 B	20 D	34 B	48 C
7 A	21 A	35 C	49 C
8 B	22 B	36 A	50 C
9 B	23 B	37 A	51 A
10 D	24 B	38 A	52 D
11 D	25 B	39 B	53 C
12 A	26 A	40 B	54 B
13 D	27 D	41 B	55 C
14 B	28 B	42 A	

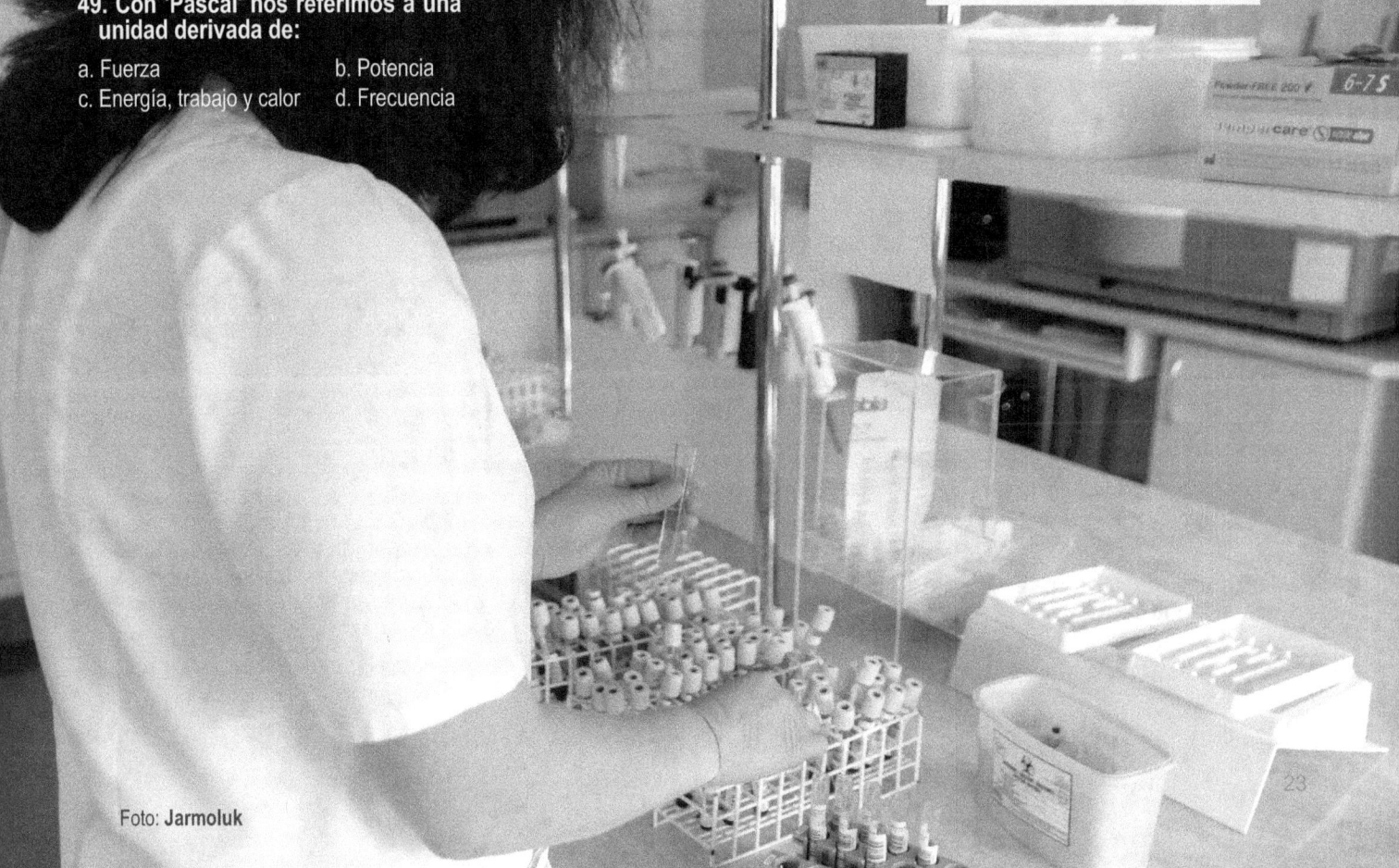

Foto: Jarmoluk

23

1. La concentración de la albúmina se encuentra aumentada en una de las siguientes patologías:

a. Deshidratación
b. Desnutrición
c. Embarazo
d. Síndromes de mala absorción

2. La Velocidad de Sedimentación Globular no aumenta en una de las siguientes patologías:

a. Infarto agudo miocardio
b. Infecciones bacterianas
c. Neoplasias
d. Fiebre tifoidea

3. Que se entiende por bacteria peritrica:

a. Tiene un penacho de flagelos
b. Tiene flagelos en los 2 polos
c. La que no tiene flagelos en su perímetro
d. La que está rodeada de flagelos

4. La concentración elevada de mioglobina en orina, hace sospechar una de los siguientes patologías:

a. Embarazo   b. Infección de orina
c. Rabdomiólisis d. Pancreatitis

5. Una esterasa positiva en una tira reactiva de orina indica:

a. Presencia de bacterias
b. Presencia de hematíes
c. Presencia de leucocitos
d. Cetonuria

6. Los eritrocitos con forma de lágrima se denominan:

a. Dacriocitos   b. Acantocitos
c. Equinocitos   d. Esferocitos

7. El índice de filtración glomerular en un individuo sano es de aproximadamente:

a. 425 mL/min   b. 225 mL/min
c. 125 mL/min   d. 75 mL/min

8. Los cristales de tirosina en la orina tienen forma de:

a. Cruz   b. Hexágonos
c. Acúmulos de agujas d. Rombos

9. Al realizar un estudio de digestión de principios inmediatos mediante examen microscópico de una muestra de heces, añadiendo lugol a la preparación se facilita la investigación de:

a. Grasas neutras
b. Ácidos grasos
c. Proteínas en forma de tejido muscular
d. Hidratos de carbono

10. Para la investigación de sangre en heces, ¿cuál de estas reacciones es más sensible y presenta un menor número de interferencias?

a. Método del piramidón
b. Reacción de bencidina
c. Tabletas reactivas con guayaco
d. Técnica basada en anticuerpos monoclonales

11. Indica la técnica que se emplea para la detección microscópica de grasa en heces:

a. Lugol   b. Sudán III
c. Azul de toluidina d. Giemsa

12. Los folículos de la glándula tiroides contienen un coloide cuyo principal componente es:

a. Tiroxina   b. Oxitocina
c. Tiroglobulina d. TSH

13. ¿Cuál de las siguientes moléculas se considera precursora de una hormona participante en el metabolismo del calcio y del fósforo?

a. GH   b. ADH
c. Procalcitonina d. Prolactina

14. Un hipotiroidismo primario se caracteriza por:

a. Una TSH elevada y una T4 disminuida
b. Una T4 elevada y una TSH disminuida
c. Una T4 disminuida y una TSH disminuida
d. Una T3 disminuida independientemente de como sean T4 y TSH

15. La hormona luteinizante:

a. Favorece las contracciones uterinas durante el parto
b. No interviene en la ovulación
c. Modifica la excreción de agua por el riñón
d. Estimula la formación del cuerpo lúteo en la segunda mitad del ciclo menstrual

16. ¿Cuál de los siguientes es un tumor funcionalmente activo asociado a la médula suprarrenal?

a. Mieloma múltiple
b. Feocromocitoma
c. Carcinoma de la corteza suprarrenal
d. Blastoma

17. Si el cortisol está muy aumentado, fundamentalmente:

a. Disminuirá la LH
b. Disminuirán las catecolaminas
c. Disminuirá la CRH
d. Aumentará la ACTH

18. ¿Cuál de los siguientes autoanticuerpos tiene utilidad en el diagnóstico de las hepatitis autoinmunes?

a. Anticuerpos anti-músculo liso
b. Anticuerpos anti-músculo estriado
c. Anticuerpos anti-transglutaminas
d. Anticuerpos anti-neuronales

19. La GPT o ALT se encuentra aumentada en todas las patologías siguientes salvo en una, ¿cuál?

a. Estados de déficit de piridoxal
b. Obesidad
c. Leucemia Linfoblástica aguda
d. Preclampsia grave

20. ¿Cuál de las siguientes determinaciones ha demostrado mayor utilidad en el screening universal del cáncer colorrectal?

a. CA19.9
b. CEA
c. Sangre oculta en heces
d. CYFRA21

21. La concentración elevada de alfafetoproteína en suero nos sugiere una de las siguientes patologías:

a. Seminoma de testículo
b. Hepatitis
c. Cirrosis
d. Hepatocarcinoma

22. ¿Cómo se conoce a una vitamina que unida a la parte proteica de la enzima constituyen la forma catalíticamente activa de la enzima (holoenzima)?

a. Factor   b. Activador
c. Coenzima   d. Apoenzima

23. El TPA es:

a. El método de referencia del colesterol
b. Un marcador tumoral
c. El tiempo de protrombina ampliado
d. Un antiepiléptico de nueva generación

24. La actividad enzimática se expresa habitualmente en:

a. mg/100 ml
b. Mol/L
c. UI/L
d. Unidades convencionales

25. La metodología que se utiliza para la determinación de AST ó GOT en sangre se basa en medir:

a. La velocidad del aumento de la concentración de EDTA en el medio
b. La velocidad de aumento de la concentración de NADH en el medio
c. La velocidad de disminución de la concentración de EDTA en el medio
d. La velocidad de disminución de la concentración de NADH en el medio

26. Para diferenciar una patología ósea y una hepática es adecuada la combinación:

a. ALP y AST   b. ALP y GGT
c. ALT y AST   d. GGT y 5NT

27. Indica la correcta:

a. La concentración de apo B refleja la concentración de VLDL, LDL e IDL
b. La concentración de apo A refleja la concentración de LDL-colesterol
c. Los triglicéridos son el principal componente del HDL-colesterol
d. Los niveles de colesterol plasmático se elevan después de un periodo de 20 min. en decúbito

28. El método considerado como referencia para la separación de las lipoproteínas plasmáticas es:

a. Electroforesis   b. Cromatografía
c. Ultracentrifugación   d. Precipitación

29. Según la clasificación fenotípica de hiperlipidemias propuesta por Fredrickson, la tipo I se caracteriza por encontrar en el suero del paciente concentraciones elevadas de:

a. Quílomicrones
b. VLDL-colesterol y Quilomicrones
c. LDL- colesterol
d. LDL- colesterol y VLDL-.Colesterol

30. Si se observa una capa cremosa en la superficie de la muestra tras mantenerse el tubo 12 h en posición vertical y a 4° C, se debe a la presencia de una concentración sérica elevada de:

a. VLDL   b. Quilomicrones
c. LDL   d. HDL

31. Indica cuál de las siguientes proteínas es un reactante de fase aguda negativo:

a. Proteína C reactiva
b. Fibrinógeno
c. Fibronectina
d. C3

32. La presencia de bandas oligoclonales en el proteinograma de un líquido cefalorraquídeo nos indica una fuerte sospecha de:

a. Mieloma múltiple
b. Macroglobulinemia de Waldestrom
c. Esclerosis múltiple
d. Enfermedad de Creufteld-Jacob

33. Ante una situación de acidosis metabólica, el pulmón responderá iniciando una:

a. Hiponatremia   b. Hipoventilación
c. Hiperventilación   d. Hipercapnia

34. La principal función de la haptoglobina es:

a. Unirse a la hemoglobina resultante de la lisis de los eritrocitos para evitar la pérdida de hierro
b. Inhibición de la plasmina
c. Inhibición linfocítica y agregación plaquetaria
d. Inhibición de las proteasas leucocitarias

35. En la separación electroforética de proteínas, la velocidad de migración de éstas es función de todos los parámetros que se citan, excepto uno:

a. De la fuerza iónica del tampón
b. pH del tampón
c. punto isoeléctrico de las proteínas
d. Del diámetro de los electrodos

36. Señale cuál de los siguientes no es un amortiguador fisiológico:

a. Potasio   b. Bicarbonato
c. Fosfatod. Hemoglobina

37. La fluorescencia es una técnica de:

a. Absorción molecular
b. Dispersión de radiación
c. Refractometria
d. Emisión molecular

38. ¿Cuál de los siguientes elementos no forman parte del electrodo de oxígeno de Clark, utilizado para determinar los valores de la presión parcial de oxigeno?

a. Cátodo de platino
b. Ánodo de Au-AuCl
c. Solución saturada de KCl
d. Membrana de teflón

39. Indica la respuesta correcta respecto a la determinación de glucosa:

a. El método más empleado es la fotometría de llama
b. Los métodos enzimáticos son menos específicos que los químicos
c. No necesita realizarse en ayunas
d. Los valores de glucosa arterial son ligeramente más elevados que los venosos

40. El fundamento de la fotometría de emisión de llama es:

a. Absorción de radiación electromagnética por los átomos neutros en la llama
b. Absorción de radiación electromagnética por los átomos excitados en la llama
c. Emisión de radiación electromagnética por los átomos neutros en la llama
d. Emisión de radiación electromagnética por los átomos excitados en la llama

41. ¿Cuál de las siguientes pruebas para la detección de sífilis se considera no treponémica?

a. RPR
b. FTA-Abs
c. TPHA
d. Gota gruesa en sangre periférica

42. De los siguientes tipos de muestra, ¿cuál de ellas tiene mayor rendimiento diagnóstico para la detección del virus de la gripe A/H1N1?

a. Aspirado nasofaríngeo
b. Frotis nasal
c. Frotis faríngeo
d. Saliva

43. El primer anticuerpo que aparece en una infección por el virus de la hepatitis B es:

a. Anti-HBc   b. Anti-HBe
c. Anti-HBs   d. Anti-p24

44. Cuál de las siguientes metodologías se emplea en la técnica de cribado de la infección por VIH:

a. Cultivo vírico
b. Reacción de amplificación genómica por PCR
c. Enzimoinmunoanálisis
d. Western blott

45. Sarcoptes scablei es el agente causal de:

a. Sarcoidosis   b. Sarna
c. Pediculosis   d. Dermatitis

46. Indica cuál de los siguientes parásitos no es un nematodo intestinal:

a. Ascaris lumbricoides
b. Enterobius vermiculares
c. Taenia solium
d. Trichuris trichiura

47. La prueba de Graham es un método de diagnostico de uno de los siguientes parásitos:

a. Enterobíus Vermiculares
b. Giardia lambia
c. Trypanosoma
d. Plasmodium

48. La capacidad de resistir la decoloración ácida-alcohol de las micobacterias radica en:

a. La presencia de cápsulas
b. Los ácidos micólicos de la pared celular
c. Los ácidos teicoicos de la pared celular
d. La unión del colorante a los ácidos nucleicos

49. Produce la enfermedad de Hansen

a. Mycobacterium kansasii
b. Mycobacterium bovis
c. Mycobacterium avium-intracellulare
d. Mycobacterium leprae

50. En una intoxicación alimentaría que se manifiesta tras un periodo de incubación corto de 2-4 horas sospecharemos de:

a. E coli enterotoxigenico
b. Toxina clostridium perfringens
c. Toxina estafilococica
d. Toxina de clostridium botulinum

51. Un fármaco que detiene el crecimiento de las bacterias se denomina:

a. Fungicida   b. Bactericida
c. Bacteriostático d. Fungistático

52. ¿A que grupos de antibióticos pertenece la eritromicina?

a. Aminoglucosidos b. Beta-lactámicos
c. Glucopéptidos   d. Macrólidos

53. Indica la respuesta correcta, las betalactamasas de espectro extendido (BLEE):

a. Se dan en enterobacterias
b. Aparecen en bacterias Gram-positivas
c. Nunca aparecen en Escherichia coli
d. Ocurren sobre todo en cepas de Proteus mirabilis

54. Indica la respuesta correcta acerca del género Brucella:

a. Son cocobacilos gramnegativos
b. Son catalasa negativos
c. Crecen en anaerobiosis estricta
d. Los huéspedes preferenciales para Brucella melitensis son las vacas

55. Sobre el género Neisseria, es falso

a. Todas las neisserias son oxidasas positivas
b. Todas las neisserias son catalasas positivas
c. No resisten exposición prolongada a la luz
d. La tinción de Gram muestras diplococos gram positivos

56. La enzima catalasa se encuentra en la mayoría de las bacterias aerobias y anaerobias facultativas que contienen citocromo, a excepción de:

a. Staphylococcus epidermidis
b. Streptococcus
c. Micrococcus
d. Staphylococcus aureus

57. El microorganismo que produce la diarrea del viajero, tiene las siguientes características bioquímicas:

a. Indol +, Lactosa -, Glucosa +, Ureasa +, H2S –
b. Indol -, Lactosa +, Glucosa +, Ureasa -, H2S +
c. Indol -, Lactosa + , Glucosa -, Ureasa +, H2S -
d. Indol +, Lactosa +, Glucosa + , Ureasa -. H2S -

58. La escala de McFarland es:

a. La concentración mínima bactericida
b. Un medio de cultivo a distintas concentraciones
c. Un estándar de turbidez preparado a partir de sulfato de bario
d. Un estándar de turbidez preparado a partir de una solución de E. coli

59. El Campylobacter jejuni se caracteriza por crecer a:

a. 30 °C b. 25 °C c. 42°C d. 45°C

60. ¿Cuál de los siguientes medios selectivos se utiliza para el aislamiento de Staphylococcus?

a. Agar Chapman b. Agar Levine EMB
c. Agar Hektoen   d. Agar de Corn-meal

61. El agua de peptona alcalina ph 9, es un medio Idoneo para la recuperación selectiva de:

a. Shigella y salmonella b. Listeria
c. Vibrio cholerae   d. Brucella

62. El agar Middlebrook se utiliza para aislar:

a. Escherichia coli b. Mycobacterium
c. Bordetella pertusosis d. Vibrio cholerae

63. Un medio de cultivo que favorece el crecimiento de un determinado tipo de microorganismo, sin Inhibir totalmente el crecimiento del resto, es un medio denominado:

a. General   b. Selectivo
c. Enriquecimiento d. Diferencial

64. De las siguientes especies de Staphilococcus. ¿Cuál es resistente a la Novobiocína?

a. S. aureus   b. S. epidermidis
c. S. saprophyticus d. S. lugdunensis

65. Señale la asociación falsa en relación con la prueba de la oxidasa:

a. Pseudomonas, oxidasa +
b. Enterobacterias, oxidasa –
c. Neisseria, oxidasa +
d. Escherichia coli, oxidasa +

66. Indica cuál de los siguientes microorganismos no es un hongo propiamente dicho (Reino Myceteae):

a. Candida   b. Cryptococcus
c. Actinomyces   d. Aspergillus

67. En el grupo sérico, la presencia de aglutinación con unos hematíes determinados indica:

a. La presencia de anticuerpos contra ellos

b. La ausencia de anticuerpos contra ellos

c. La negatividad para ese antígeno

d. El grupo sérico no es una técnica de aglutinación

68. ¿Cuál de los siguientes conservantes mantendrá la sangre por más tiempo en buen estado para su transfusión?

a. Heparina   b. ACD

c. CPD adenina   d. Fluoruro sódico

69. Los anticuerpos del sistema Lewis son:

a. Ig A   b. Ig M   c. Ig G   d. Ig E

70. La incompatibilidad del sistema Rh aparece:

a. Entre un padre rh y un feto Rh

b. Un feto rh y una madre rh

c. Una madre Rh y un feto rh

d. Una madre rh y un feto Rh

71. En relación al sistema ABO es CIERTA una de las siguientes afirmaciones. ¿Cuál?

a. Los aloantígenos A y B pueden estar presentes en otras células diferentes a los glóbulos rojos

b. Los anticuerpos naturales anti-A o anti-B son del tipo Ig G

c. Los anticuerpos inmunológicos anti-A o anti B no atraviesan la placenta

d. Los pacientes del grupo AB presentan en suero sólo anti A o anti- B

72. La capacidad de una sustancia de inducir una respuesta inmune se denomina propiamente:

a. Inmunogenicidad   b. Afinidad

c. Antigenidad   d. Inmunotolerancia

73. En la respuesta inmune humoral, señala la frase correcta:

a. Las Ig A se pueden encontrar en mayor proporción en secreciones como la saliva

b. Las Inmunoglobulinas tipo Ig D son las de mayor tamaño

c. La tipo Ig G son las de mayor tamaño

d. Las Ig E suelen aparecen en enfermedades autoinmunes

74. De los componentes del sistema del complemento, el más abundante es el:

a. C3   b. C4   c. C5   d. C6

75. En las reacciones de aglutinación directa intentáremos utilizar como anticuerpos:

a. Ig A   b. Ig G   c. Ig M   d. Ig E

76. De los siguientes factores, indique cual no es vitamina K dependiente:

a. II   b. V   c. VII   d. X

77. Los factores de la coagulación:

a. Son liberados por las plaquetas tras formar el trombo plaquetario

b. Son factores humorales que circulan en el plasma en estado inactivo

c. Son factores plasmáticos que circulan activados

d. Solo se sintetizan cuando existe una hemorragia

78. De las siguientes inmunoglobulinas, ¿cuál corresponde a una estructura pentamerica?

a. Ig A   b. Ig E   c. Ig M   d. Ig D

79. Una de las siguientes sustancias no interviene en la hipersensibilidad tipo I. ¿Cuál?

a. Histamina   b. Heparina

c. Serotonina   d. C3a

80. El fibrinógeno está presente:

a. En el suero   b. En el plasma

c. En los hematíes d. En las plaquetas

81. El factor VIII de la coagulación es una glucoproteína que presenta varias fracciones. ¿Qué función realiza la fracción VIII-C de esta glucoproteína?

a. Cofactor de la vía intrínseca y activación del factor X

b. Activación del factor IX

c. Facilita la agregación de los trombocitos y contribuye a la adhesión de las plaquetas en el endotelio vascular

d. Activación de la tromboplastina

82. Si realizamos un hemograma a una paciente con trombocitemia esencial (TE) encontraremos recuentos plaquetarios de:

a. 750.000-1.000.000/mm3

b. 750-1.000/mm3

c. 150-4.000/ mm3

d. No es una prueba estimable en la TE

83. Considerando la célula más inmadura la situada al inicio de la relación, la secuencia de maduración normal de las plaquetas es:

a. Megacarioblasto, promegacariocito, megacariocito y plaquetas

b. Megacariocito, promegacarioblasto, megacarioblasto y plaquetas

c. Plaquetas, megacariocito, megacarioblasto y promegacariocito

d. Megacarioblasto, mieloblasto, megacariocito y plaquetas

84. Las hepatopatías provocan habitualmente alteraciones en el tamaño de los hematíes. ¿Cuál??

a. Mícrocitosis   b. Macrocitosis

c. Anisocitosis   d. Eliptocitosis

85. ¿Qué podemos decir de un niño de 2 años que tiene un recuento de leucocitos de 10.000/mm3 y un recuento diferencial de 30% neutrófilos, 60% linfocitos. 7% monocitos, 2% eosinófilos y 1% basófilos?

a. Sufre leucocitosis   b. Sufre linfocitosis

c. Son valores normales d. Sufre eosinofilia

86. En las plaquetas podemos observar principalmente tres tipos de gránulos en la zona central de su citoplasma. Los gránulos densos son:

a. Gránulos que presentan aminas. ADP y calcio

b. Gránulos específicos de las plaquetas que contienen factores plaquetarios

c. Gránulos que presentan grandes cantidades de hidrolasas ácidas

d. Gránulos numerosos que no presentan función secretora

87. ¿Qué dato de laboratorio suele aparecer disminuido en la enfermedad de Hodgkin?

a. VSG   b. Proteína C reactiva

c. Albúmina   d. Inmunoglobulinas

88. Con respecto a los esferocitos:

a. Presentan proyecciones cortas a lo largo de su superficie
b. Se presentan típicamente en la coagulación intravascular diseminada
c. Presentan alto contenido de hemoglobina
d. Se presentan característicamente en la talasemia

89. La anemia hemolítica es:

a. Normocítica y normocrómica
b. Normocítica e hipercrómica
c. Microcítica e hipocrómica
d. Macrocítica y normocrómica

90. Una de las siguientes patologías no provoca eosinofilia. Indique cuál:

a. Parasitosis   b. Aplasia medular
c. Alergia   d. Síndromes proliferativos

91. Los corpúsculos de Heinz son:

a. Cuerpos redondos, pequeños, excéntricos y únicos de color verde oscuro que aparecen en los hematíes
b. Hematíes de coloración disminuida
c. Hematíes de coloración aumentada
d. Compuestos de hemoglobina desnaturalizada próximos a la membrana celular y que se suelen teñir de azul

92. Indicar cuál de las siguientes líneas de maduración es cierta, considerando la forma más inmadura la situada más a la izquierda:

a. Monoblasto -- Monoblasto basófilo - Monocito basófilo
b. Mielocito basófilo -- Metamielocito basófilo- Bas6filo en banda
c. Megacarioblasto – Megacariocito
d. Mieloblasto – Linfocito

93. Respecto al microscopio electrónico de transmisión es FALSO:

a. El haz de electrones atraviesa el material que se quiere observar
b. Está basado en el hecho de que un campo electromagnético puede actuar sobre un haz de electrones de manera análoga a la acción de una lente cristal sobre un haz de fotones
c. Es necesario mantener el vacío dentro del microscopio
d. Se emplea dos técnicas preparatorias: secado por punto critico y secado por congelación

94. Transporte de muestras biológicas:

a. En España lo regula la normativa ADR
b. la normativa ADR no es de obligado cumplimiento en nuestro país
c. La normativa exige que los contenedores secundarios sean rojos
d. Los contenedores terciarios tienen que ser obligatoriamente flexibles

95. Para transformar revoluciones por minuto (rpm) en fuerza centrífuga relativa (fcr) se debe utilizar una fórmula que incluye como variable el radio de la centrifuga (r), ¿cuál?

a. rpm = 10 x 1,2 fcr
b. fcr = 1,12 x rpm I r
c. rpm = 1,12 x rpm x r
d. fcr = 1, 12 x 10-5 x rpm2 x r

96. En las pruebas de coagulación se utilizan tubos con un anticoagulante especial, ¿cuál?

a. Heparina sódica en proporción anticoagulante/sangre de 1/9
b. Citrato sódico en proporción anticoagulante/sangre de ¼
c. Citrato potásico en proporción anticoagulante/sangre de 1/9
d. Citrato sódico en proporción anticoagulante/sangre de 1/9

97. La incidencia de una enfermedad se define como:

a. Número de casos nuevos de una enfermedad en una población determinada y en un periodo de tiempo determinado
b. Número de casos de una enfermedad en una población y en un momento dado
c. Número de casos sospechosos ocurridos en la última década,
d. Magnitud de cambio de un parámetro por unidad de cambio de otros dos

98. El PNT (procedimiento Normalizados de trabajo) de una técnica analítica debe contar con los siguientes apartados salvo uno, ¿cuál?

a. Capítulo de la Norma ISO 9001:2008 aplicada
b. Objeto
c. Descripción del procedimiento
d. Responsabilidades

99. La especificidad de un test refleja:

a. Lo cerca que está del valor verdadero
b. La proporción de resultados positivos en personas que padecen el proceso
c. La proporción de resultados positivo en personas que no padecen el proceso
d. La proporción de resultados negativos en personas sin enfermedad

100. Una de las siguientes afirmaciones sobre los indicadores de calidad es falsa, ¿cuál?

a. Deben ser simples, pertinentes, reproducibles y fiables
b. Debe especificarse claramente la fórmula utilizada para su cálculo
c. Sólo se refieren a los procesos operativos
d. El número de indicadores a definir depende de los puntos fuertes y débiles del laboratorio

CLAVE DE RESPUESTAS

1 A	26 B	51 C	76 B
2 D	27 A	52 D	77 B
3 D	28 C	53 A	78 C
4 C	29 A	54 A	79 D
5 C	30 B	55 D	80 B
6 A	31 C	56 B	81 A
7 C	32 C	57 D	82 A
8 C	33 C	58 C	83 A
9 D	34 A	59 C	84 B
10 D	35 D	60 A	85 C
11 B	36 A	61 C	86 A
12 C	37 D	62 B	87 C
13 C	38 B	63 C	88 C
14 A	39 D	64 C	89 A
15 D	40 D	65 D	90 B
16 B	41 A	66 C	91 D
17 C	42 A	67 A	92 B
18 A	43 A	68 C	93 D
19 A	44 C	69 B	94 A
20 C	45 B	70 D	95 D
21 D	46 C	71 A	96 D
22 C	47 A	72 A	97 A
23 B	48 B	73 A	98 A
24 C	49 D	74 A	99 D
25 D	50 C	75 C	100 C

1. Mujer de 20 años que llega al servicio de urgencias por decaimiento, palidez, sudoración, cefalea, y palpitaciones de varios días de evolución. Se extrae analítica para su procesamiento en el laboratorio. ¿Qué es lo primero que hay que hacer cuando llega la muestra al laboratorio?

a. Comprobar que la petición médica, y el etiquetado de las muestras sean correctos
b. Centrifugar la muestra
c. Registrar la muestra
d. Procesar la muestra en los distintos servicios del laboratorio

2. Al procesar la muestra en Hematimetría, en primer lugar, el técnico debe:

a. Comprobar que la muestra está correctamente identificada
b. Procesarla sin identificación
c. Procesar sin observación microscópica de la muestra
d. Centrifugarla

3. Al procesar la muestra en un contador automático, el técnico observa una pancitopenia. ¿Cuál de las opciones te parece la mas inmediata?

a. Realizar frotis de sangre periférica
b. No tener en cuenta las alarmas en los distintos parámetros
c. Observar macroscópicamente la muestra y descartar la presencia de coágulos
d. Solicitar reticulocitos

4. ¿Cuál es el diagnostico mas probable ante la clínica que presenta la paciente?

a. Trombopenia   b. Mieloma múltiple
c. Síndrome anémico   d. Cirrosis

5. De los siguientes parámetros, ¿Cuál tiene menor interés en este caso?

a. HTO   b. Hb   c. VCM   d. VSG

6. ¿Qué tipo de anemia es la más frecuente?

a. Anemia aplasica
b. Anemia megaloblástica
c. Anemia ferropenica
d. Trastorno crónico

7. ¿Cuál de los siguientes valores de hemoglobina expresados en gr/dl, podría tener esta paciente si presenta una anemia?

a. 13´5   b. 15   c. 11   d. 12

8. ¿Qué índices son derivados del cálculo de Hb, Hto, y numero de glóbulos rojos?

a. VCM, HCM, CCMH
b. VCM, HCM, N° hematíes
c. VCM, HCM, ADE
d. VCM, CCMH, reticulocitos

9. ¿Cuál de las siguientes células de la serie roja no tiene núcleo?

a. Eritroblasto basofilo
b. Policromatofilo
c. Proeritoblasto
d. Eritrocitos

10. Parámetro hematológico en el que nos basamos para definir la anemia:

a. Número de eritrocitos
b. Hematocrito
c. Hemoglobina
d. Hierro

11. ¿Cuál de los siguientes parámetros nos ayuda a diferenciar anemia normocítica, de una microcítica?

a. HCM   b. Hematocrito
c. CCMH   d. VCM

12. 1¿Cuál de los siguientes valores nos ayuda más a diferenciar una anemia regenerativa de una arregenerativa?

a. Reticulocitos   b. VCM
c. Hto   d. CHCM

13. ¿Cuál de las siguientes tinciones es la más adecuada para la tinción de reticulocitos?

a. Azul toluidina   b. Azul cresil brillante
c. Colorantes vitales   d. Método wright

14. Consideramos que el frotis de sangre periférica está bien realizado, excepto cuando:

a. No cubre toda la superficie del portaobjeto
b. Su espesor aumenta de principio a fin
c. La sangre queda repartida de forma que no queden huecos en blanco
d. Las bandas laterales son lisas

15. En una persona adulta, con una hemoglobina normal, ¿Cuál es el intervalo normal de los reticulocitos, expresados en valores absolutos? (x 10elevado a 9/L):

a. 1-5   b. 2-50   c. 35-75   d. 70-100

16. ¿En cual de las siguientes enfermedades, no se suele observar punteado basofilo en los hematíes?

a. Hepatopatía
b. Beta Talasemia
c. Ferropenica
d. Esferocitosis hereditaria

17. De las pruebas hematicas realizadas en nuestra paciente, tenemos los siguientes resultados: Hb:8gr/dl; VCM:103 fl; HCM:28 pg; Hto: 25 %. Según estos datos, ¿Cuál es el diagnostico mas correcto en esta paciente?

a. No tiene anemia, precisa otros estudios
b. Anemia microcitica y hipocromica
c. Anemia macrocitica y normocronica
d. Anemia normocitica y normocromica

18. Según el VCM, ¿Cuál de las siguientes anemias es menos probable que padezca esta paciente?

a. Ferropénica   b. Trastorno crónico
c. Megaloblástica   d. Hemolítica

19. Reinterrogamos a la paciente, y refiere orina oscura, e ictericia en los días previos. ¿Hacia que tipo de anemia orienta esta clínica?

a. Ferropénica
b. Hemolítica
c. Sangrado ginecológico
d. Megaloblástica

20. ¿Qué parámetro bioquímico no está indicado realizar para descartar una anemia hemolítica?

a. Haptoglobina
b. LDH
c. Bioquímica total y directa
d. Ferritina

21. ¿Qué otro parámetro nos ayudarían a catalogar este tipo de anemia como hemolítica?

a. VIT B 12
b. Fólico
c. Coombs directo
d. Receptor soluble de la transferrina

22. En el test de Coombs directo, se investiga la presencia de...:

a. ...anticuerpos incompletos en el suero

b. ...anticuerpos en la superficie de los hematíes

c. ...anticuerpos completos en el suero

d. ...antígenos en los hematíes

23. ¿Qué son los anticuerpos completos?

a. Aquellos que poseen en su totalidad reactividad frente a antígenos

b. Aquellos que no han perdido parte de su estructura

c. Aquellos que no son capaces de aglutinar por sí solos los Hties que contengan sus correspondientes antígenos

d. Aquellos capaces de aglutinar por sí solos los Hties que contengan sus correspondientes antígenos

24. Los anticuerpos incompletos, suelen ser de tipo:

a. IgM   b. IgE   c. IgG   d. IgD

25. La prueba de antiglobulina directa (PAD), es de utilidad para el diagnostico de todas la siguientes situaciones, excepto:

a. Presencia de anticuerpos libres en plasma

b. Enfermedad hemolítica del recién nacido

c. Anemia hemolítica autoinmune

d. Reacciones transfusionales

26. ¿Cuál de las siguientes causas pueden ocasionar resultados falsamente positivos en la PAD?

a. Empleo de tubos sucios

b. Se olvida de añadir el reactivo antiglobulina

c. Incubación ó centrifugación insuficientes

d. Eluccion insuficiente por lavados excesivos

27. Realizamos PAD a la paciente viendo sus resultados positivos. ¿Cuál de los siguientes es el diagnóstico definitivo de la paciente?

a. Anemia hemolítica por ingesta de habas

b. Anemia hemolítica auto inmune

c. Anemia regenerativa por sangrado

d. Beta Talasemia

28. ¿Cuál es el anticuerpo más preferentemente implicado en las anemias hemolíticas autoinmunes por anticuerpos fríos?

a. IgG

b. IgM

c. IgM + complemento

d. Complementos

29. Al realizar la prueba hemática de detección de aglutinógenos, se produce aglutinación de anti A, anti B, y anti AB. ¿A que grupo sanguíneo pertenece?

a. A   b. 0   c. B   d. AB

30. Al realizar la prueba sérica de detección del grupo sanguíneo, se produce aglutinación solo con los Hties del grupo B. ¿A que grupo sanguíneo pertenecerá?

a. A   b. 0   c. B   d. AB

31. ¿Cuál de los siguientes grupos sanguíneos contiene más cantidad de sustancia H?

a. A   b. B   c. 0   d. AB

32. El sistema AB0 es el más importante cuando se va a realizar una transfusión. ¿Por quien fue descubierto?

a. Karl Landsteiner

b. Groucho Marx

c. Fisher Rae

d. Wiener

33. Siempre que haya una discrepancia entre el grupo hemático y el grupo sérico:

a. Es preponderante el resultado de la prueba hemática

b. Es preponderante el resultado de la prueba sérica

c. Hay que investigarla

d. Debe ser rechazada la muestra

34. ¿Cuál de las siguientes respuestas no suele ser causa de la discrepancia entre la prueba hemática y sérica?

a. Tubo sucio

b. Hematíes con anticuerpos adheridos

c. Subgrupos débiles de A, B

d. Centrifugación correcta

35. En caso de discrepancia entre grupo hématico y sérico que es lo que NO debemos hacer:

a. Repetir las pruebas

b. Lavar bien los hematíes

c. Tomar una nueva muestra

d. Dar un resultado definitivo, sin resolver la discrepancia

36. El resultado del PAD es positivo, identificando una panaglutinina a Coombs. La determinación del grupo hématico en nuestro caso, señala a una paciente AB, (aglutina A, B, y AB., Rh positivo) ¿Como se espera encontrar el resultado del autocontrol?

a. Positivo

b. Negativo

c. No está indicado realizarlo

d. Esta prueba no se realiza en banco de sangre

37. ¿Qué tipo de anticuerpos esperaría encontrar en el Coombs directo monoespecifico de esta paciente?

a. IgE   b. IgG   c. IgM   d. C3d

38. La situación de la paciente, se deteriora bruscamente, y la Hemoglobina desciende a 5gr/dl, a pesar del tratamiento de corticoide. Se decide transfundir. ¿A que temperatura se debe conservar los CH?

a. -2 a -10ªC   b. -2 a +2ªC

c. +2 a +6ªC   d. +5 a +10ªC

39. Toda bolsa o unidad de sangre, bien por rotura, o apertura del sistema de sellado, se debe transfundir:

a. Antes de 48 h manteniéndola a 4ªC, (+/- 2ºc)

b. Antes de 24 h manteniéndola a 4ªC, (+/- 2ºC)

c. Antes de 12 h a 4ªC

d. Antes de 12 h a temperatura ambiente

40. De los siguientes registros, indicar cual es el más adecuado para mantenimiento de plaquetas:

a. Sin agitación a 22ªC (+/- 2ºC), caducidad máxima 10 días

b. Sin agitación a 22ºC (+/- 2ºC), caducidad máxima 7 días

c. Con agitación a 22ºC (+/- 2ºC), caducidad máxima 5 días

d. Con agitación a 10ºC, caducidad máxima 7 días

41. Es falso que los concentrados de plaquetas:

a. Se pueden obtener de donaciones múltiples por centrifugación

b. Presenta riesgo de transmisión de enfermedades

c. Es preferible que sea de Rh compatible

d. No están involucrada en reacciones transfusionales

42. ¿Cuánto suele aumentar la concentración de Hb con la administración de una sola unidad de sangre?

a. 3 gr   b. 1,5 gr   c. 0,5 gr   d. 2 gr

43. De los siguientes antígenos del sistema Rh. ¿Cuál tiene mayor poder sensibilizante?

a. E   b. e   c. C   d. D

44. Comienza a transfundirse la paciente en planta, y a los 30 minutos avisan de que la paciente tiene escalofríos. ¿Cómo catalogar este tipo de reacción?

a. Reacción retardada

b. Reacción aguda

c. No existe reacción, porque es la evolución normal de transfusión

d. Alérgica

45. En condiciones normales, (no en nuestra paciente), ¿Cuánto debe durar la transfusión del concentrado de hematíes?

a. De 30 a 60 min   b. 30 min

c. De 60 a 120 min   d. De 8 a 9 horas

46. ¿Y en caso de transfusión de una unidad de plasma fresco?

a. 2 min   b. 5 min

c. De 20 a 30 min   d. 60 min

47. ¿Cuál es la causa mas frecuente de reacción transfusional?

a. Alergia

b. Reacción febril no hemolítica

c. Reacción febril hemolítica

d. Infiltrados pulmonares

48. ¿Cual de las siguientes es menos importante que el TEL investigue en una reacción transfusional?

a. Comprobar con nueva muestra, grupo ABO, Rh (D), investigación de anticuerpos irregulares

b. Comprobar en la muestra anterior, grupo ABO, Rh (D), investigación de anticuerpos irregulares

c. Test de Coombs directo

d. No precisa estudio microbiológico

49. En cuanto a tipo de muestra que debe solicitar el TEL en el estudio de una reacción transfusional:

a. Hemograma, (EDTA), orina básica, coagulación, y bioquímica

b. Coagulación, Bioquímica, y VSG

c. Hemograma , orina básica , bioquímica, y ANA

d. Bioquímica, orina básica, y VSG

50. ¿Cuál de los siguientes productos, no es un derivado plasmático?

a. Albúmina humana

b. inmunoglobulina anti-D

c. Suero fisiológico CLNA al 0´9 %

d. Factores de coagulación

51. En el etiquetado de componentes sanguíneos destinados a las transfusiones, debe indicarse todo lo siguiente excepto:

a. Datos del centro de procedencia

b. Nombre del producto

c. Anticoagulante y/o conservante utilizado

d. Test de Coombs directo

CLAVE DE RESPUESTAS			
1 A	14 B	27 B	40 C
2 A	15 C	28 C	41 D
3 C	16 B	29 D	42 B
4 C	17 C	30 A	43 D
5 D	18 A	31 C	44 B
6 C	19 B	32 A	45 C
7 C	20 D	33 C	46 D
8 A	21 C	34 D	47 B
9 D	22 B	35 D	48 D
10 C	23 D	36 A	49 A
11 D	24 C	37 B	50 C
12 A	25 A	38 C	51 D
13 B	26 A	39 B	

1. Ana está preocupada por la salud de su hijo Alberto, de 16 años, lleva semanas diciendo que se encuentra muy cansado, Decide llevarlo a la consulta del médico de atención primaria, el cual le pregunta si padece fatiga muscular y disnea, a lo que Alberto responde que si. En la exploración superficial realizada por el médico se observa palidez y palpitaciones, no apareciendo otros datos de interés. ¿Cuál de los siguientes diagnósticos sería el más probable?

a. Lupus
b. Mieloma múltiple
c. Anemia
d. Septicemia

2. ¿Qué tipo de muestra le pediríamos al paciente?

a. Sangre
b. Orina
c. LCR
d. Semen

3. ¿Qué es lo primero que debemos hacer cuando la muestra llega al laboratorio?

a. Centrifugar la muestra
b. Comprobar la petición
c. Registrar la muestra
d. Realizar un estudio macroscópico de la muestra

4. ¿A cuál de los siguientes laboratorios no es necesario llevar la muestra del paciente para su estudio?

a. Microbiología
b. Hematología
c. Bioquímica
d. Mandaremos diferentes muestras a todos los laboratorios

5. ¿Cuál de las siguientes determinaciones no es necesario realizar a nuestro paciente?

a. Velocidad de sedimentación globular:
b. Hematocrito
c. Hemoglobina
d. Recuento eritrocitario

6. ¿Cuál de los siguientes valores del hematocrito debe de tener nuestro paciente si presenta una anemia?

a. 44%   b. 53%   c. 33%   d. 60%

7. Valor de hemoglobina de un paciente con anemia:

a. 14 g/dl   b. 11 g/dl   c. 17 g/dl   d. 20 g/dl

8. ¿Cuál de los siguientes valores de recuento de hematíes debe tener si presenta una anemia?

a. 3.500.000 /mm3   b. 4.700.000 /mm3
c. 5.500.000 /mm3   d. 5.000.000 /mm3

9. Se realiza un frotis de la muestra, ¿cual de las siguientes zonas es la idónea para el recuento?

a. Cabeza
b. Cuerpo
c. Cola
d. Da igual la zona

10. En la tinción de la muestra los eritrocitos aparecerán de color:

a. Azules
b. Rosados
c. Púrpura
d. Naranjas

11. Para realizar el recuento de eritrocitos podemos utilizar diferentes cámaras, ¿cual de las siguientes no es una de ellas?:

a. Neubauer
b. Hayen
c. Thomas
d. Bürker

12. Si teñimos los eritrocitos con una tinción vital y aparecen inclusiones de color azul oscuro, estamos hablando de:

a. Anillos de Cabot
b. Cuerpos de Howell-Holy
c. Punteado basófilo
d. Cuerpos de Heinz

13. La primera célula eritroide que puede ser identificada es:

a. Eritroblasto
b. Proeritroblasto
c. Eritroblasto policromático
d. Hematíe

14. ¿Cuál de las siguientes afirmaciones sobre el eritroblasto ortocromático es cierta?

a. Su tamaño es de 16-18
b. Su citoplasma es escaso y basófilo
c. Su núcleo es pequeño y centrado
d. La cromatina ya no existe

15. De las siguientes células ¿Cuál es la más inmadura?

a. Eritroblasto ortocromático
b. Reticulocito
c. Eritrocito
d. Eritroblasto basófilo

16. Qué célula no presenta núcleo:

a. Glóbulo rojo
b. Proeritroblasto
c. Eritroblasto ortocromático
d. Eritroblasto basófilo

17. Entre los varones y las mujeres hay diferencia entre los valores normales de:

a. Plaquetas y granulocitos
b. Granulocitos y linfocitos
c. Hematíes y hematocrito
d. Hematíes y leucocitos

18. El término anisocitosis nos indica presencia de:

a. Hematíes pequeños
b. Hematíes con forma anormal
c. Hematíes de diferentes tamaños
d. Hematíes esféricos

19. ¿Cuál de las siguientes alteraciones eritrocitarias constituyen una anisocitosis?

a. Leptocito
b. Equinocito
c. Microcito
d. Esferocito

20. ¿Cuál de los siguientes eritrocitos se denomina célula diana?

a. Codocito
b. Eliptocito
c. Esquizocito
d. Dacriocito

21. ¿Cuál de las siguientes alteraciones de los hematíes es cierta?

a. Poiquilocitos: hematíes ovalados
b. Eliptocitos: en diana
c. Estomatocitos: con depresión central
d. Esquistocitos: desiguales

22. ¿Qué significan las siglas CHCM?

a. Concentración celular media de hematíes
b. Cantidad celular media de hematíes
c. Concentración de hemoglobina de la sangre total
d. Concentración corpuscular media de hemoglobina

23. La CHCM se calcula:

a. Hematocrito / Hemoglobina
b. Nº de hematíes / mm3
c. Hemoglobina / Hematocrito
d. Nº de hematíes / Hemoglobina

24. De acuerdo con el sistema internacional de unidades, la hemoglobina corpuscular media, se expresa en:

a. Nanogramos   b. Miligramos
c. Picogramos   d. Picolitros

25. La HCM se calcula:

a. Hemoglobina / Nº de hematíes
b. Concentración de hemoglobina / Hematocrito
c. Hematocrito / Hematíes
d. Nº de hematíes / Hemoglobina

26. ¿Cómo podemos hallar la VCM?

a. Nº de hematíes / Hemoglobina
b. Hematocrito / Nº de hematíes
c. Nº de hematíes / Hematocrito
d. Hematocrito / Hemoglobina

27. Para diferenciar una anemia normocítica de una microcítica o macrocítica, ¿cual de los siguientes valores determinamos?

a. VCM   b. HCM
c. Hematocrito   d. VSG

28. ¿Y para diferenciar una anemia hipocrómica de una normocrómica o hipercrómica, ¿Cuál de los siguientes determinamos?

a. VCM   b. HCM
c. Hematocrito   d. VSG

29. ¿De que es excelente indicador los reticulocitos?

a. De la inmunidad celular
b. De la eritropoyetina
c. De la capacidad regenerativa de la médula ósea
d. Del porcentaje de las infecciones

30. ¿Cuanto tiempo debemos dejar en reposo la muestra con el tinte para poder realizar una tinción adecuada de los reticulocitos?

a. 10 minutos   b. 15 minutos
c. 30 minutos   d. 2 horas

31. Los valores normales de reticulocitos en personas adultas oscilan entre:

a. 0.5-1.5 %   b. 2-6%
c. 0.5-2.5%   d. 5-10%

32. Vida media de los hematíes:

a. 120 días   b. 15 días
c. 12 días   d. 8 días

33. Si el hemograma de nuestro paciente presentara hipocromia y microcitosis, ¿que tipo de anemia presentaría?

a. Perniciosa   b. Ferropénica
c. Megaloblástica   d. Addison-Biermer

34. Como se define la anemia:

a. Como una disminución del número de hematíes
b. Como una disminución de oxigeno
c. Como una disminución del hierro
d. Como una disminución de la masa de hemoglobina circulante

35. ¿Cuál de las siguientes correspondencias es cierta?

a. Insuficiencia hepática: anemia microcítica
b. Alcoholismo: anemia normocítica
c. Talasemia: anemia microcítica
d. Anemia hemolítica: anemia microcítica

36. ¿Que es la talasemia?

a. Una alteración de la formación eritrocitaria
b. Un tipo de anemia megaloblástica
c. Una alteración en la formación de hemoglobina
d. Una enfermedad degenerativa

37. El test de Schilling sirve para:

a. Déficit de ácido fólico
b. Déficit de vitamina B12
c. Déficit de hierro
d. Talasemia

38. NO es un tipo de hemoglobina:

a. Hemoglobina saturada
b. Hemoglobina A2
c. Hemoglobina Fetal
d. Hemoglobina C

39. ¿Donde se encuentra la mayor parte de hierro en nuestro organismo?

a. Mioglobina   b. Ferritina
c. Transferrina   d. Hemoglobina

40. Para la determinación de la hemoglobina presente podemos realizar una electrofóresis en gel de almidón, ¿cuánto tarda el recorrido de las diferentes hemoglobinas a 4-8ºC ,25 mAmp y 200 V?

a. 10 horas   b. 5-10 minutos
c. 15-20 horas   d. 24-48 horas

41. En la electrofóresis en gel de almidón, tras el recorrido cortaremos el gel en dos y lo teñiremos con:

a. Azul de tolueno
b. Bencidina y negro amido
c. Fucsina fenicada y negro amido
d. Toluidina

42. Para realizar un diagnóstico diferencial entre la anemia ferropénica y las anemias sideroblásticas realizaremos:

a. Estudio férrico
b. VCM
c. Recuento eritrocitario
d. Estudio de la hemoglobina

43. ¿Cómo encontraremos la VSG de nuestro paciente?

a. Elevada   b. Disminuida
c. Normal   d. No se la realizaríamos

44. El método más utilizado para la realización de la VSG se denomina:

a. Wintrobe   b. Westergen
c. Leishman   d. Landsteiner

45. Los valores normales de la VSG en la 1ª hora en los hombres oscila entre:

a. 5-10 mm   b. 12-20 mm
c. 2-6 mm   d. 3-8 mm

46. La secuencia normal de la VSG es:

a. Agregación de los hematíes, sedimentación rápida y concentración
b. Sedimentación rápida, concentración y agregación
c. Sensibilización de los hematíes, agregación y concentración
d. Agregación de los hematíes, concentración y sedimentación

47. ¿Cuanto tiempo dura la fase de sedimentación rápida?

a. 10 minutos   b. 30 minutos
c. 45 minutos   d. 60 minutos

48. ¿Cuantos minutos dura la fase de agregación plaquetaria?

a. 10 minutos   b. 20 minutos
c. 30 minutos   d. 40 minutos

49. El anticoagulante recomendado para la determinación de la VSG es:

a. Citrato sódico   b. Edta
c. Heparina de litio   d. ACD

50. Los resultados de la VSG se expresan en:

a. l/h   b. Indice de Katz
c. Indice de Azta   d. mm/sg

51. Los hematíes se destruyen en:

a. Hígado y bazo   b. Saco vitelino
c. Cresta ilíaca   d. Médula ósea

52. La aparición del proeritoblasto y su posterior maduración se realiza bajo la influencia de la hormona:

a. Ferritina
b. Eritropoyetina
c. Hormona del crecimiento
d. Prolactina

53. Cuántas horas pueden pasar desde la extracción de sangre hasta la realización de un recuento de hematíes, manteniendo la sangre a 4ºC y utilizando EDTA K3 como anticoagulante:

a. 2   b. 5   c. 48   d. 24

54. Cuántas moléculas de oxígeno puede fijar una de hemoglobina:

a. 4   b. 1   c. 2   d. 8

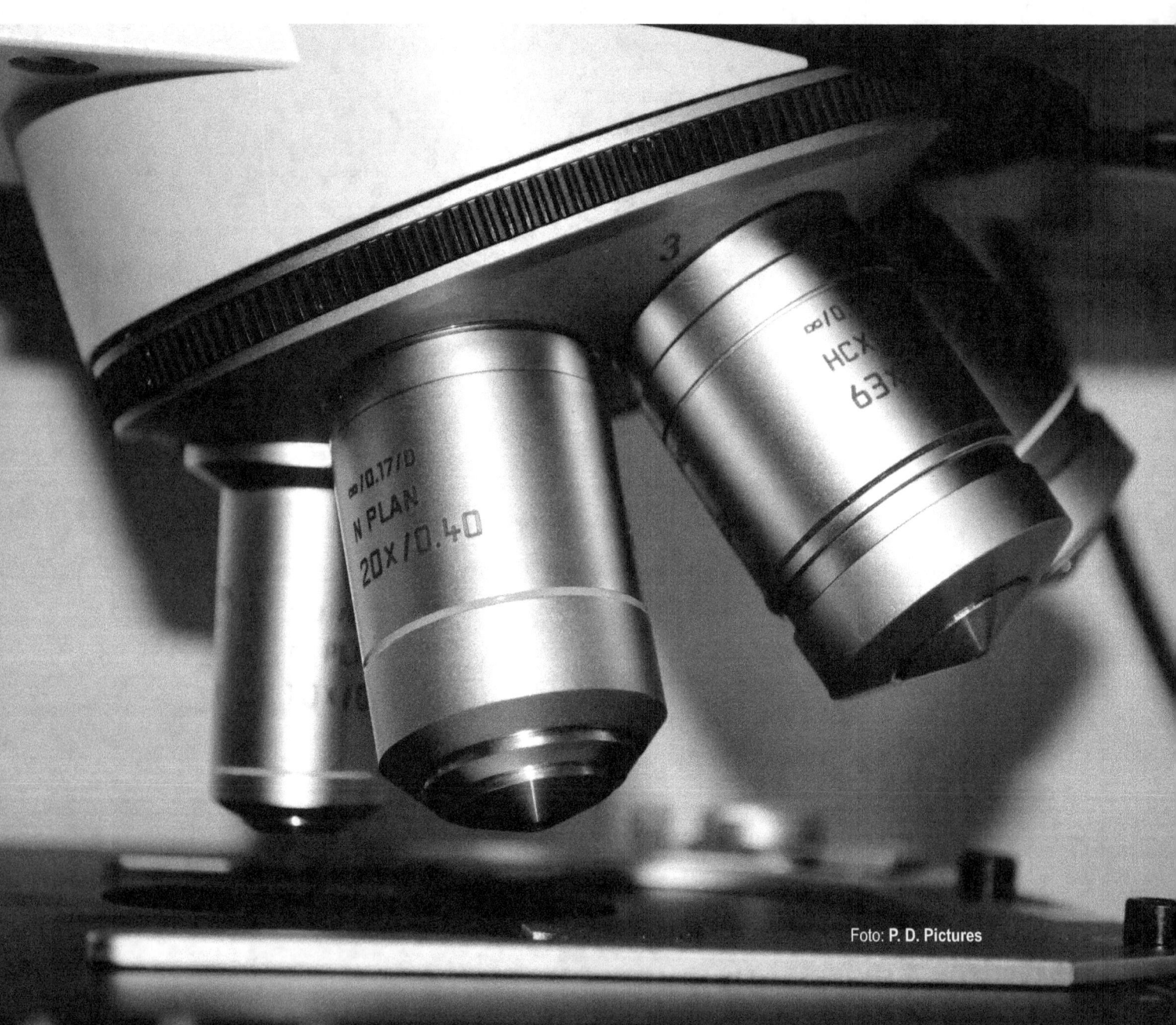

Foto: **P. D. Pictures**

1. Una alteración de las heces hipocólicas puede aparecer por:

a. Hemorragias
b. Ingesta de verduras
c. Ausencia de bilis en el intestino
d. Melenas

2. Los niveles de alarma del CAE se sitúan entre:

a. 2-4 ng/ml   b. 1-2 ng/ml
c. 10-12 ng/ml   d. Siempre que aparezca

3. El alcohol aumenta los niveles de:

a. ALP   b. GGT   c. GOT   d. TPTA

4. En condiciones de normalidad, la flora vaginal está compuesta por:

a. Yersinia
b. Basillus anthracis
c. Bacilos de Doderlain
d. Pseudomonas

5. Una de las pruebas citadas a continuación es usada, para el diagnóstico de la sífilis. Señala cual:

a. Prueba de Waler-Rose
b. Prueba de Ham
c. FTA-ABS
d. Prueba de Reptilase

6. ¿Cuál es el agente etiológico del Chancro Blando?

a. Treponema pallidum
b. Haemophylus ducreyi
c. Gardnerella vaginalis
d. Ureaplasma urealyticum

7. Si sospechamos de la presencia de Neisserias. ¿Qué medio selectivo usaremos para su cultivo?

a. Medio de Chapman-Manitol
b. Medio de Thayer-Martín
c. Agar Muller.Hinton
d. Agar Mac Conkey

8. ¿Cuál es la enzima que cataliza la conversión de peróxido de hidrogeno en agua y oxigeno?

a. Catalasa   b. Coagulasa
c. Hexoquinasa   d. Lipasa

9. Las bacterias más importantes causantes de faringitis bacterianas son:

a. Staphylococo aureus
b. H. influenzae
c. Streptococos del grupo A
d. Chlamydia

10. ¿Cuál es el medio de elección para realizar pruebas de sensibilidad antimicrobianos?

a. Agar sabouraud   b. Agar Mac Conkey
c. Caldo selenito   d. Agar Muller-Hinton

11. Medios que incorporan componentes que inhiben el desarrollo de todos los microorganismos excepto el buscado:

a. Medios de enriquecimiento
b. Medios diferenciales
c. Medios selectivos
d. Medios de crecimiento

12. El Agar sabouraud es adecuado para el crecimiento de:

a. Cocos Gram Positivos
b. Enterobacterias
c. Parásitos intracelulares
d. Levaduras

13. A efectos de establecer el análisis y estudio de las condiciones de seguridad y salud en el trabajo, así como la promoción y apoyo a la mejora de las mismas, la Ley de Prevención de Riesgos Laborales del estado español, crea un organismo científico técnico especializado, ¿podría indicar a cuál corresponde de entre los enunciados en las respuestas siguientes?

a. Instituto Nacional de Empleo
b. Instituto Nacional de Inspección y Seguridad Laboral
c. Instituto Nacional de Seguridad e Higiene en el Trabajo
d. Equipo de Valoración de Incapacidades

14. La tinción de sudan III es útil para identificar en heces:

a. Sangre oculta   b. Almidón
c. Grasas neutras   d. Proteínas

15. La presencia de grasas en heces se denomina:

a. Creatorrea   b. Diarrea
c. Esteatorrea   d. Amilorrea

16. La concentración de hemoglobina se mide en:

a. pg   b. fl   c. g/dl   d. g/ml

17. ¿Qué marcador se utiliza para el diagnóstico precoz del infarto dada su gran sensibilidad durante la fase inicial?

a. Troponina   b. Hidroxiprolina
c. Mioglobina   d. CPK.MB

18. ¿Cuál es la isoenzima de la CPK más específica del miocardio?

a. CPK-MM   b. CPK-MB
c. CPK-BB   d. CPK-MD

19. La lactato-deshidrogenasa cataliza la reacción reversible de lactato a:

a. Acido láctico
b. Piruvato
c. No cataliza ninguna reacción
d. Fosfato

20. El RD 664/97 clasifica los agentes biológicos en función del riesgo de infección. ¿A que grupo pertenece aquel que puede causar una enfermedad en el hombre y puede suponer un peligro para los trabajadores siendo poco probable que se propague a la colectividad y existiendo generalmente profilaxis o tratamiento eficaz?

a. Grupo 5   b. Grupo B
c. Grupo 1   d. Grupo 2

21. ¿Cuál de las siguientes es una esterilización por agentes químicos?

a. Esterilización por calor húmedo
b. Esterilización por radiación en frío
c. Esterilización por calor seco
d. Esterilización por oxido de etileno

22. ¿Cuál es la radiación ionizante utilizada en el laboratorio de RIA?

a. Radiación UV   b. Rayos X
c. Rayos Gamma   d. Radiación láser

23. Ante un pinchazo con una aguja de una gasometría de un recién nacido. ¿Qué hay que hacer?

a. Dejar correr abundante agua fría encima de la herida

b. Poner inmediatamente los guantes

c. Nada, ya que es un paciente sin riesgo

d. Promover el sangrado y lavar con agua y jabón

24. Cuál es el diámetro de un hematíe

a. 1 mm   b. 0,7 mm

c. 7 micras   d. 1 micra

25. ¿Qué mide el sistema electrónico del citómetro de flujo?

a. Cuantificación de la luz dispersada

b. Cuantificación pH venoso

c. Cuantificación de hemoglobina

d. Cuantificación de Tiempo de Reptilase

26. El láser del citometro de flujo produce una luz monocromática utilizada para la:

a. Dispersión de la luz

b. Colección y análisis de pulsos

c. Inyección de fluidos

d. Excitación de los fluorocromos

27. De las siguientes muestras remitidas para estudio microbiológico hay que sembrar en primer lugar:

a. Orina

b. Heces

c. Exudado faríngeo

d. Liquido cefalorraquídeo

28. La tinción de Ziehl-Neelsen se utiliza para identificar:

a. Enterobacteria   b. Mycobacteria

c. Estreptococo   d. Candida

29. La citometría de flujo es una técnica de análisis celular que mide la dispersión de:

a. gases   b. moléculas

c. la luz   d. células

30. Para el estudio de parásitos intestinales, se utilizaría, como conservante:

a. Formol 40%   b. Alcohol 96º

c. Alcohol polivinilico   d. Tampón fosfato

31. ¿Cuál es el método de tinción más común para la visualización al microscopio de bacterias?

a. Gram   b. Tinción de barrido

c. Giemsa   d. Azul de metileno

32. Según su morfología y solubilidad las proteínas fibrosas son:

a. Solubles en agua

b. Insolubles en agua

c. Están plegadas en forma mas o menos esféricas

d. Su estructura es compacta casi esférica

33. Ante una sospecha de Brucella, ¿en que medio cultivaremos una muestra de sangre?

a. Medio Löwenstein-Jensen

b. Medio agar verde brillante

c. Medio Castañeda

d. Medio Saboureaud

34. La globulina es una:

a. Cromoproteína   b. Holoproteína

c. Fosfoproteína   d. Nucleoproteína

35. En un R I A, los isótopos reactivos con los que habitualmente se trabaja son del tipo:

a. Gamma y alfa   b. Alfa

c. Beta   d. Gamma y beta

36. Proteína con función estructural:

a. Albúmina   b. Hemoglobina

c. Fibrinógeno   d. Fibrina

37. ¿Qué célula fagocítica desempeña un papel de primer orden el la respuesta inmunitaria?

a. Eosinófilos

b. Macrófagos

c. Polimorfonuclear basófilo

d. Mastocitos

38. Las inmunoglobulinas están constituidas por cadenas ligeras y pesadas. De las siguientes opciones, indicar cual es una cadena ligera:

a. Alfa   b. Delta   c. Mu   d. Kappa

39. En la anemia ferropénica, la ferritina se encuentra:

a. Muy aumentada

b. Dentro de los márgenes normales

c. Disminuida

d. Ligeramente aumentada

40. ¿Cuál no se utiliza para el diagnóstico básico de una anemia?

a. Observación morfológica de los hematíes en un frotis teñido por método Wright

b. Dosificación de hemoglobina

c. Determinación del VCM

d. Tinción de PAS

41. ¿Qué es una aféresis?

a. Extracción de sangre para analíticas

b. Extracción de sangre, y separación de sus componentes, reteniendo las partes que se necesitan y devolviendo el resto al donante

c. Extracción de sangre y separación de sus componentes, utilizando de ellos sin devolver el resto al donante

d. Extracción de plaquetas

42. ¿Qué temperatura deben mantener los frigoríficos que se utilizan en la conservación y almacenamiento concentrado de hematíes o sangre total?

a. -2 a -10ºC   b. 5 a 10ºC

c. 2 a 6ºC   d. -2 a +2ºC

43. Cuál es el aspecto principal de la calidad en el sistema sanitario

a. Los estándares establecidos

b. La satisfacción del cliente

c. Los recursos humanos de la empresa

d. La calidad de los métodos utilizados

44. En el Plasma del grupo AB, se denomina receptor universal porque carecen de:

a. Antígeno A   b. Antígeno AB

c. Anticuerpos ABO   d. Antígeno B

45. ¿Qué factor estabiliza la formación del coagulo?

a. IX   b. VII   c. XII   d. XIII

46. Para llegar al diagnóstico de una anemia hemolítica auto inmune, ¿Qué prueba es imprescindible?

a. Crioglobulinas   b. Pruebas cruzadas
c. Coombs indirecto   d. Coombs directo

47. Cuando el producto de la amplificación es usado como molde para una segunda amplificación, se conoce como técnica:

a. PCR in situ   b. PCR multiplex
c. PCR anidada   d. RT-PCR

48. En la responsabilidad profesional de un daño, ¿cual de los siguientes factores no forma parte de las vías de atenuación o exoneración?

a. Paciente   b. Familia
c. Control sanitario   d. Falta de cuidado

49. Cuánto tiempo hay que centrifugar para obtener plasma y/o suero

a. 15 min   b. 20/30 min
c. 10 min   d. 5 min

50. De qué color es el tubo que contiene la heparina

a. Rojo
b. Verde
c. Negro
d. Morado

51. Anticoagulante recomendado para la determinación de la VSG:

a. Heparina de litio
b. Solución Wintrobe
c. Citrato Trisódico en proporción 1:9
d. Citrato Trisódico en proporción 1:4

CLAVE DE RESPUESTAS

1 C	14 C	27 D	40 D
2 C	15 C	28 B	41 B
3 B	16 C	29 C	42 C
4 C	17 C	30 C	43 B
5 C	18 B	31 A	44 C
6 B	19 B	32 B	45 D
7 B	20 D	33 C	46 D
8 A	21 D	34 B	47 C
9 C	22 C	35 D	48 D
10 D	23 D	36 D	49 C
11 C	24 C	37 B	50 B
12 D	25 A	38 D	51 D
13 C	26 D	39 C	

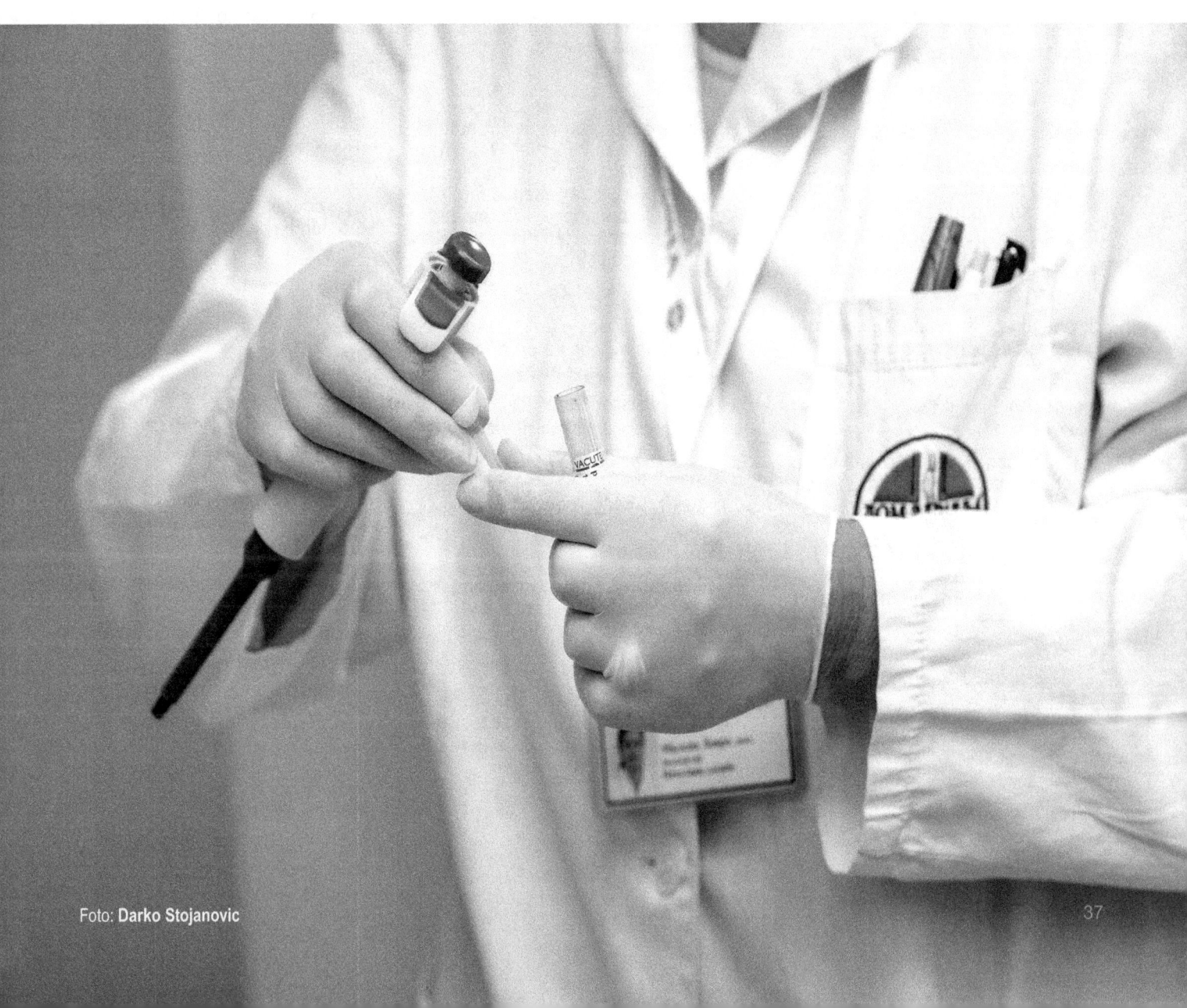

Foto: **Darko Stojanovic**

1. Ante una falsa aglutinación al determinar el grupo hemático y el grupo sérico en tubo con resultados dudosos, lo que se conoce como discrepancia de grupo, ¿qué harías para intentar confirmarlo como primera medida?

a. cambiar los reactivos
b. solicitar nuevas muestras
c. lavar los hematíes
d. informar el grupo como lo observado en la prueba hemática

2. La relación entre la calidad obtenida y los recursos y costes empleados se llama:

a. garantía de calidad
b. eficacia
c. efectividad
d. eficiencia

3. Un parámetro que representa una medida cuantitativa utilizada para evaluar la calidad de aspectos importantes de la gestión o de otros procesos es:

a. un indicador
b. un registro
c. un procedimiento
d. instrucción técnica

4. La aproximación al valor verdadero de una magnitud se conoce como:

a. precisión
b. exactitud
c. varianza
d. límite de detección

5. Una pipeta de cristal se considera un residuo sanitario de clase:

a. II
b. III grupo 3
c. III grupo 5
d. IV

6. Uno de los siguientes sistemas no actúa como tampón en la sangre:

a. fosfato
b. sulfato
c. bicarbonato
d. hemoglobina

7. En relación al Ph sanguíneo diremos que:

a. una concentración baja de H+ origina un Ph básico o alcalino
b. el Ph normal de la sangre oscila entre 7,25 y 7,35
c. la escala de valores de Ph oscila entre 1 y 15
d. ninguna es correcta

8. En las determinaciones cuantitativas de proteínas, azúcares, calcio y fósforo en orina:

a. se prefiere una muestra bastante fluida
b. se recomienda una muestra de la mitad de la micción para evitar contaminación
c. lo más adecuado es una muestra de 24 h
d. es preferible la orina de primera hora

9. Puede causar turbidez en la orina:

a. precipitación de fosfatos en orinas ácidas
b. precipitación de fosfatos en orinas alcalinas
c. precipitación de uratos en orinas alcalinas
d. presencia de cristales no origina turbidez

10. ¿cuál de las siguientes afirmaciones en relación con las transfusiones de plaquetas es falsa?

a. las plaquetas no tienen antígenos ABO en su superficie
b. las plaquetas obtenidas por plaquetoaféresis proceden de un solo donante
c. Las plaquetas no tienen antígenos del sistema Rh en su superficie
d. Todas son correctas

11. Los anticuerpos antierictrocitos que de detectan en suero materno como consecuencia de una isoinmunización y que pasan al feto pudiendo ocasionar enfermedad hemolítica del recién nacido EHRN son de especificidad:

a. IgM
b. IgA
c. IgG
d. IgE

12. El etiquetado de un producto químico contará entre otros:

a. frases R (Riesgos específicos)
b. recomendaciones de primeros auxilios en caso de intoxicación
c. listados de propiedades físicas y químicas
d. consejos de manipulación y almacenamiento

13. El anticoagulante de elección para la determinación de lactato es:

a. EDTA
b. Citrato
c. Heparina sódica
d. Fluoruro

14. En el test de O`Sullivan se realizan las siguientes extracciones para determinación de glucosa:

a. basal y 120 minutos
b. basal, 60, 120, 180 minutos
c. basal y 60 minutos
d. 60 minutos y 120 minutos

15. De los parámetros siguientes ¿cuál es el que tiene más interés en el estudio del sudor?

a. potasio
b. cloro
c. bicarbonato
d. sodio

16. ¿Qué determinación utilizarías par identificar una muestra como orina en caso de duda?

a. sodio y potasio
b. tira reactiva
c. fosfato
d. urea y creatinina

17. Indica en que caso se obtiene una concentración disminuida de glucosa en LCR

a. meningitis vírica
b. meningitis tuberculosa
c. xantocromía
d. hemorragia subaracnoidea

18. Para la monoritorización del tratamiento con fenitoína, debe realizarse la extracción de la muestra:

a. a cualquier hora del día
b. siempre a primera hora del día
c. inmediatamente después de administrar la dosis
d. ninguna es correcta

19. La concentración más alta de hemoglobina se alcanza:

a. al nacer
b. a los 3 meses
c. en la edad adulta
d. en el tercer trimestre del embarazo

20. El término hipocromía se refiere a:

a. disminución del tamaño del hematíe
b. diversidad de concentraciones de Hb en los hematíes
c. disminución de la Hb del hematíe
d. diversidad de formas en los hematíes

21. Que no debe esperarse en una B-talasemia:

a. aumento de la Hb A2
b. aumento de la Hb F
c. anemia
d. VCM aumentado

22. Las siguientes sustancias están normalmente presentes en el plasma, EXCEPTO:

a. tromboplastina
b. protombina
c. fibrinógeno
d. Factor V

23. Cuál es el mejor método para esterilizar asas de siembra:

a. autoclave   b. flameado
c. horno pasteur d. rayos gamma

24. Los gérmenes que mas frecuentemente aparecen como contaminantes de los hemocultivos:

a. E. Coli
b. Enterococos
c. Pseudomonas aeruginosa
d. Staphylococcus epidermitis

25. Puede resultar negativo el cultivo de LCR en una meningitis meningocócica?

a. cuando se ha demorado la siembra del LCR tras la punción
b. cuando se trate de pacientes tratados con antibióticos
c. cuando se mantiene el LCR refrigerado varias horas antes de sembrarse
d. todas son correctas

26. En relación con los cilindros que se pueden observar en el sedimento de orina, es falso que:

a. son moldes interiores de uréter
b. son de naturaleza proteica
c. los hemáticos son típicos de la glomerulonefritis
d. todas son correctas

27. Un aumento transitorio de los triglicéridos después de una comida que contenga grasa, puede provocar interferencias con un gran número de determinaciones analíticas, debido a:

a. la variación del color, se intensifica el color amarillo
b. turbidez
c. hemólisis
d. cambios en la concentración de ciertos constituyentes hemáticos

28. Respecto a la manipulación de muestras de sangre no es cierto que:

a. debe agitarse la sangre para mezclarla con el anticoagulante
b. la sangre sin anticoagulante ha de agitarse bien
c. las muestras coaguladas deben de dejarse reposar un poco, antes de centrifugarlas
d. Todas son correctas

29. Cifras elevadas de adenosín deaminasa ADA en líquidos pleurales son sugerentes de un líquido de carácter:

a. neoplásico   b. quiloso
c. tuberculoso   d. paraneumónico

30. El siguiente marcador se asocia al seguimiento del cáncer de mama:

a. PSA   b. Alfafetoproteína
c. B-HCG total   d. Ca 15.3

31. De las siguientes células, cuál es de mayor tamaño?

a. linfocitos   b. eosinófilos
c. neutrófilos   d. monocitos

32. Las sombras de Gumprecht pueden observarse en el frotis sanguíneo de un paciente con:

a. esferocitosis hereditaria
b. leucemia linfoide crónica
c. anemia ferropenica
d. leucemia mieloide aguda tipo M3

33. Señale el factor de la coagulación común a la vía intrínseca y la vía extrínseca:

a. protombina   b. factor XI
c. factor VIII   d. ninguno de los tres

34. El control por el laboratorio de la terapéutica con anticoagulantes orales se realiza con:

a. ISI
b. TTPA
c. Tiempo de trombina
d. Ninguno de los tres

35. Cristales de oxalato cálcico observados en un sedimento de orina:

a. aparecen normalmente en orina alcalinas
b. aparecen en orinas conservadas cerca de un foco de calor, ya que el calor favorece la cristalización
c. tienen forma de rombo
d. aparecen en condiciones fisiológicas referidas a la ingesta excesiva de determinados alimentos

36. En el diagnóstico y seguimiento de un infarto de miocardio, indica el parámetro que permanece elevado durante más tiempo:

a. Mioglobina   b. Troponina I
c. CK-MB   d. CK total

37. Parámetro cuya concentración presenta un ritmo circadiano y por lo tanto no debe determinarse a cualquier hora del día:

a. Cortisol   b. TSH
c. T3   d. Ninguno de los tres

38. ¿cuál es el hematocrito aproximado de una unidad o concentrado de hematíes?

a. 30%   b. 45%   c. 70-80%   d. 10-15%

39. Principal utilidad de la determinación de marcadores tumorales:

a. detección de pacientes con cáncer en la población general (screening)
b. control evolutivo de la enfermedad en pacientes ya diagnosticados
c. control de la respuesta terapéutica
d. b y c son correctas

40. El azul brillante de cresilo se utiliza para:

a. recuento de leucocitos en un LCR
b. valoración de la vitalidad de los espermatozoides
c. recuento de reticulocitos
d. tinción del líquido pleural para recuento diferencial

41. El reactivo adecuado para detectar la presencia de almidón en las heces es:

a. Sudan III   b. Lugol
c. Ácido acético d. Bencidina

42. La técnica utilizada para la determinación de anticuerpos antinucleares es:

a. reacción enzimática directa
b. aglutinación con látex
c. hemaglutinación
d. Inmunofluorescencia

43. La presencia de neutrófilos hipersegmentados en un frotis sanguíneo y un VCM elevado es característico del déficit de una de estas vitaminas:

a. Vitamina D2   b. Niacina
c. Vitamina B12   d. Ninguna de las tres

44. En qué tipo de muestra suele realizarse el test rápido para la detección de virus respiratorio sinticial VRS?

a. aspirado nasofaríngeo   b. suero
c. lavado broncoalveolar   d. liquido pleural

45. Para el cultivo de Mycobacterium Tuberculosis se utiliza el medio:

a. Chapman   b. Agar chocolate
c. Thayer Martin   d. Lowenstein- Jensen

46. ¿qué parásito puede observarse en un sedimento de orina?

a. Giardias   b. Entamoebas
c. Tricomonas   d. Ninguno de los tres

47. Ante un pinchazo accidental del personal de enfermería, puede realizarse:

a. test rápido para la detección del VHI en la persona que ha sufrido el pinchazo
b. test rápido para detección de VHI en el paciente fuente
c. Ambas
d. Ninguna de las dos

48. ¿qué tinción se utiliza para la detección de bacterias ácido-alcohol resistentes?

a. Gram   b. Tinta china
c. Azul de metileno   d. Ziehl- Neelsen

49. Toda lesión que sufra el trabajador con ocasión o como consecuencia del trabajo ejecutado por cuenta ajena, se considera:

a. Accidente de trabajo, incluyendo las enfermedades padecidas con anterioridad y que se agraven como consecuencia de la lesión o accidente
b. Accidente de trabajo excluyendo el que se produce al ir o volver al lugar de trabajo
c. Accidente de trabajo incluyendo los debidos a imprudencia temeraria del trabajador
d. Ninguna es correcta

50. El proceso mediante el cual se destruyen los gérmenes patógenos y cualquier otra forma de vida elemental o saprofita, incluidas las formas de resistencia (esporas, hongos, fermentos...) es:

a. desinfección
b. eliminación
c. esterilización
d. gestión de los residuos sanitarios

51. Los residuos sanitarios asimilables a urbanos son los de Clase:

a. I   b. II   c. III   d. IV

52. ¿Qué marcador de hepatitis B se hace positivo en los individuos vacunados?

a. Anti-HBs   b. HBsAg
c. Anti- HBc   d. Anti-HBe

53. Para la determinación de sustancias reductoras en heces, la muestra:

a. debe recogerse en medio de conservación
b. debe se una muestra fresca
c. puede guardarse en nevera hasta el día siguiente
d. puede analizarse al día siguiente pero nunca refrigerarse

54. En la determinación basal de un de los siguientes parámetros, suelen realizarse dos extracciones separadas 30 minutos entre sí, realizándose la extracción 2 horas después de levantarse y en las mismas condiciones de estrés:

a. Prolactina   b. ACTH
c. PTH   d. Cortisol

55. En una de las siguientes situaciones la conservación de la muestra para la realización del análisis no es adecuada:

a. LCR sembrado en agar-chocolate, guardado en estufa para realizar cultivo
b. Semen guardado en nevera 3 horas para estudio de fertilidad
c. Suero guardado en nevera hasta el día siguiente para determinar calcio
d. Todas son adecuadas

56. El test de Coombs indirecto en una madre cuyo hijo presenta una anemia hemolítica se emplea para:

a. Detectar anticuerpos IgM
b. Detectar hematíes maternos recubiertos de anticuerpos
c. Detectar hematíes fetales recubiertos de anticuerpos
d. Detectar anticuerpos inmunes contra antígenos fetales

57. La recogida de sangre para la gasometría se realiza:

a. Sin anticoagulante
b. Con EDTA
c. Con heparina sódica
d. Depende de si la sangre es arterial o venosa

58. Para la técnica de Westergren el anticoagulante utilizado es:

a. Oxalato amónico   b. EDTA
c. Heparina   d. Citrato sódico

59. El gráfico Levy-Jennings:

a. Representa los días del mes en el eje de abscisas
b. Se utiliza para representar la curva de calibración de un equipo
c. Sólo se utiliza en las determinaciones de hemograma
d. Representa la diferencia entre el resultado de un control en un día, y el valor acumulado

60. El componente metabólico del equilibrio ácido-base esta representado por:

a. Pco2   b. Po2
c. Ph   d. bicarbonato

61. Confidencialidad de datos

a. La confidencialidad de los datos personales de salud de los ciudadanos se mantiene también después de la muerte, con las excepciones que legalmente procedan
b. La confidencialidad de los datos personales de salud de los ciudadanos se mantienen sólo hasta la muerte de estos últimos
c. Los ciudadanos no tienen derecho a la confidencialidad de sus datos personales de salud
d. Las empresas privadas que contraten con la administración sanitaria gallega el tratamiento o almacenamiento de los datos de salud de los ciudadanos, no tienen el deber de mantener la confidencialidad de los datos

CLAVE DE RESPUESTAS			
1 C	17 B	33 A	49 A
2 D	18 D	34 D	50 C
3 A	19 A	35 D	51 B
4 B	20 C	36 B	52 A
5 C	21 D	37 A	53 B
6 B	22 A	38 C	54 A
7 A	23 B	39 D	55 B
8 C	24 D	40 C	56 D
9 B	25 D	41 B	57 C
10 A	26 A	42 D	58 D
11 C	27 B	43 C	59 A
12 A	28 B	44 A	60 D
13 D	29 C	45 D	61 A
14 C	30 D	46 C	
15 B	31 D	47 B	
16 D	32 B	48 D	

TEST 11

1. Para la obtención de suero se deja coagular la sangre treinta minutos a temperatura ambiente para:

a. Evitar la formación latente de fibrina
b. Evitar la formación de fibrinógeno
c. Evitar que se hemolice
d. Evitar que se formen cristales

2. ¿Que medio es selectivo para el cultivo de hongos?

a. Sabouraud   b. M.Conkey
c. Cled   d. S.S

3. Cuando se lleva a cabo la agregación plaquetaria, las plaquetas segregan una sustancia llamada:

a. Globulina   b. Serotonina
c. Insulina   d. Renina

4. El antígeno es:

a. Un anticuerpo
b. Un complejo antigeno-anticuerpo
c. Una sustancia producida por los linfocitos
d. Una sustancia extraña al organismo

5. Si se derrama sangre en el suelo, deberemos limpiarla con una solución de:

a. Alcohol   b. Hipoclorito Sódico
c. Yodo   d. Solución Salina

6. Tenemos que realizar una dilución al 1/20 en una muestra de orina para cuantificación de creatinina ¿cómo la haríamos?:

a. Con volúmenes iguales de orina y agua
b. Con un volumen de orina más veinte volúmenes de agua destilada
c. Con diecinueve volúmenes de orina más un volumen de agua destilada
d. Con un volumen de orina más diecinueve volúmenes de agua destilada

7. Las bacterias Gram negativo aparecen teñidas de:

a. Verde   b. Rojo
c. Amarillo   d. Gris

8. De entre los siguientes anticoagulantes, uno es de elección para la determinación de los parámetros hematológicos básicos

a. Heparina   b. Mezcla de Wintrobe
c. EDTA   d. Citrato Sódico

9. En todas las técnicas de ELISA es necesario:

a. Sólo sustrato
b. Sólo conjugado
c. Un conjugado y un sustrato
d. Solución de lavado

10. Al comenzar la jornada diaria de trabajo, en un laboratorio, con cualquier tipo de aparato, deberemos:

a. Sólo pasar controles
b. Hacer mantenimiento diario y pasar controles
c. Podemos trabajar directamente
d. Basta con un mantenimiento quincenal

11. El eosinofilo se tiñe de color:

a. Azul oscuro   b. Rosa
c. Rojo anaranjado   d. Verde

12. Uno de los siguientes iones NO es catión. Indíquelo:

a. Sodio   b. Cloro
c. Potasiod. Magnesio

13. Diferencias entre suero y plasma:

a. No hay ninguna
b. El suero no cotiene fibrinógeno y el plasma sí
c. El plasma no contiene fibrinógeno y el suero sí
d. Ninguna es correcta

14. La tinción de Ziehc Neellsen, se utiliza para identificar:

a. Enterobacterias   b. Mycobacterium
c. Estreptococos   d. Candidas

15. La técnica de nefelometría se utiliza, fundamentalmente, para la cuantificación de:

a. Hemoglobina Glicosilada
b. Catecolaminas
c. Inmunoglobulinas
d. Electrolitos

16. Cuál de las siguientes determinaciones no se realiza en un laboratorio de bioquímica

a. Glucosa   b. Urea
c. Ferritina   d. Acido úrico

17. La siembra en picadura se hace en un medio:

a. Sólido en placa   b. Sólido en tubo
c. Líquido en tubo   d. Líquido

18. Una bolsa de sangre del grupo AB puede transfundirse a receptores:

a. Del grupo B   b. Del grupo A
c. Del grupo AB   d. Del grupo O

19. ¿Cuál es la célula de mayor tamaño en sangre periférica?:

a. Linfocito   b. Neutrófilo segmentado
c. Eritroblasto   d. Monocito

20. Cuál es la isoenzima de la CPK más especifica del miocardio?:

a. CK-MM   b. CK-MB
c. CK-BB   d. CK-SS

21. Cuando hablamos de pacientes hemofílicos, ¿ En que factor de coagulación se produce el déficit?:

a. V   b. VII   c. VIII   d. X

22. El marcador tumoral 15-3, se utiliza en el seguimiento de los tumores de:

a. Hígado   b. Pulmón
c. Mama   d. Testículo

23. La destilación del agua para la limpieza del material en laboratorio, consiste en:

a. Calentar agua hasta su evaporación, recogiéndola por condensación
b. Eliminar partículas cargadas presentes en el agua
c. Eliminar sustancias mediante absorbentes como: carbón, silicatos…
d. Filtrar el agua

CLAVE DE RESPUESTAS

1 A	7 B	13 B	19 D
2 A	8 C	14 B	20 B
3 B	9 C	15 C	21 C
4 D	10 B	16 C	22 C
5 B	11 C	17 B	23 A
6 D	12 B	18 C	

1. Cuál de los siguientes es un tipo de hongo

a. Actinomicleto   b. Actinomiceto
c. Actinocleto   d. Actinomicero

2. Cuáles son las únicas células nucleadas de la sangre

a. Hematíes   b. Plaquetas
c. Leucocitos   d. Ninguna es correcta

3. Cuál de los siguientes materiales es un material inventariable

a. Vasos de precipitado   b. Gradillas
c. Vidrios de reloj   d. Pipetas automáticas

4. El importe neto es:

a. El resultado de sumar al importe bruto los portes
b. Resultado de restar al importe bruto los gastos de embalaje
c. Resultado de sumar al importe bruto la base imponible
d. Resultado de restar el importe bruto a los descuentos

5. Se considera que el stock de seguridad de un producto debe ser:

a. El doble del stock mínimo mensual
b. La mitad del stock mínimo mensual
c. El triple del stock mínimo mensual
d. El doble del stock mínimo anual

6. El concepto de referencias:

a. Se utiliza más en ensayos físicos que químicos
b. Nos permite considerar un procedimiento como un global (caja negra)
c. Los calibrados no son considerados como tales
d. Las referencias nos permiten trabajar en el laboratorio de rutina, pero no asegurar la trazabilidad

7. En la recepción de equipos debemos exigir al menos tres documentos. Cuál de las siguientes respuestas no es correcta:

a. Fotografía de cada uno de los componentes
b. Documento de aceptación
c. Fichas técnicas de características
d. Ficha inventario

8. El ciclo de la urea también se denomina 'de la...

a. Ornitina
b. Arginina
c. Fenilalanina
d. Glicina

9. Al proceso de degradación general de unas moléculas en otras más pequeñas, en el conjunto de reacciones del organismo, se conoce como:

a. Catabolismo   b. Metabolismo basal
c. Anabolismo   d. Metabolismo total

10. ¿Qué troncos arteriales se originan en el cayado de la aorta?

a. Carótida y subclavia
b. Aorta descendente
c. Tronco braquiocefálico
d. Las tres respuestas son correctas

11. Un símbolo de color amarillo de prevención de radiaciones significa

a. Zona Prohibida, con peligro alto de radiación
b. Zona de permanencia limitada, con riesgo de radiación
c. Zona de acceso restringido, sólo personal autorizado
d. Zona Abierta, libre de radiaciones

12. ¿Qué es la desinfección?

a. Un proceso por el cual se destruyen todos los gérmenes patógenos
b. Un proceso por el cual se destruye cualquier forma de vida
c. Un procedimiento de limpieza de material
d. Ninguna de las anteriores es correcta

13. La orina que sale del riñón atraviesa una serie de canales y en el último tramo desembocan por el siguiente orden:

a. Uréteres, vejiga, uretra
b. Uréteres, uretra, vejiga
c. Tubo colector, vejiga, uretra
d. Uréter, tubo colector y vejiga

14. El virus de la rubeola pertenece a la familia de los:

a. Rhabdovirus   b. Togavirus
c. Ortomixovirus   d. Paromixovirus

15. La 'hormona del embarazo' es:

a. Testosterona   b. Estrógenos
c. Progesterona   d. F.S.H

16. El depósito de hierro en la piel y otros tejidos lo denominamos...

a. Siderosis   b. Asbestosis
c. Cianosis   d. Hemocromatosis

17. Donante universal:

a. O +   b. B –   c. A +   d. O -

18. El plasma humano está compuesto de agua en un:

a. 25%   b. 90%   c. 50%   d. 75%

19. El intercambio gaseoso producido en las células es la respiración:

a. Pulmonar   b. Celular
c. Eupneica   d. Tisular

20. Técnica de saneamiento que elimina tanto gérmenes como esporas:

a. Desinfección   b. Desinfestación
c. Esterilización   d. Ninguna es correcta

21. Para realizar un coprocultivo:

a. La recogida de la muestra debe hacerse en recipiente estéril
b. Se debe tener al paciente sin alimentos
c. Se debe recoger la muestra por la noche
d. La muestra se recoge con hisopo estéril

22. El agar Snyder es un medio de cultivo recomendado para:

a. El crecimiento de hongos
b. Detectar si una bacteria metaboliza la glucosa
c. Diferenciar patógenos entéricos Gram negativos
d. Evidenciar la producción de H_2S

CLAVE DE RESPUESTAS

1 B	7 D	13 C	19 B
2 C	8 A	14 B	20 C
3 D	9 A	15 C	21 A
4 D	10 D	16 D	22 B
5 C	11 B	17 D	
6 D	12 A	18 B	

1. Los resultados analíticos de soluciones líquidas se suelen presentar con estas unidades, EXCEPTO:

a. % en peso
b. mg / l
c. g /l
d. % en volumen

2. Un patrón primario SPTP:

a. Patrón reconocido por decisión nacional para asignar valores a otros patrones
b. Es un material certificado
c. Es más exacto que un STPS
d. Su valor se establece por comparación con un patrón secundario

3. En una serie de medidas de las cuales conocemos su CV Cuándo repetiremos una medida como criterio general:

a. Si CV es menor del 10 %
b. Si CV es mayor del 2 %
c. Si el CV es mayor del 10 %
d. Si el CV es menor del 1 %

4. Los ácidos grasos saturados se encuentran en gran cantidad en las grasas:

a. De semillas
b. Animales
c. Aceite de oliva
d. Pescado azul

5. Las medidas de seguridad en el laboratorio:

a. Incluyen tanto aquellas situadas en torno al riesgo potencial como las relativas al operador y al laboratorio
b. Sólo son necesarias cuando se trabaja con material altamente infeccioso
c. Deben ser conocidas y respetadas por todo el personal del laboratorio, siendo la principal una buena práctica
d. A y C

6. La anemia hemolítica se caracteriza por:

a. Falta de hierro
b. Falta de producción de hematíes
c. La hiperdestrucción de hematíes
d. Todas las anteriores son correctas

7. ¿Qué se expulsa en un vómito fecaloideo?

a. Contenido gástrico contaminado
b. Heces
c. Bilis
d. Alimentos

8. Componente líquido de la sangre:

a. Plasma
b. Suero
c. Agua
d. NACl

9. ¿Cómo está constituído el hígado?

a. Por lobulillos
b. Por células de la mucosa intestinal
c. Por células del epitelio gástrico
d. Todas son falsas

10. ¿Cuál de estos residuos se puede considerar como biosanitario?

a. Apósitos de herida
b. Bolsas de aspiración de líquido
c. Apósitos de cura
d. Todos

11. La anemia ferropénica es producida por un déficit de…

a. Yodo
b. Magnesio
c. Flúor
d. Hierro

12. El páncreas es una glándula…

a. Exocrina
b. Endocrina
c. Mixta
d. Uniforme

13. Además de la insulina, el páncreas produce…

a. Ácido Clorhídrico
b. Enzimas que intervienen en la digestión (Jugo Pancreático)
c. Bilis
d. Glucógeno

14. Son órganos hemotopoyéticos…

a. Médula Ósea Roja
b. Ganglios Linfáticos
c. Bazo
d. Todos los anteriores

15. ¿A qué llamamos glucosuria?

a. A la presencia de glucosa en las frutas
b. A la presencia de glucosa en la sangre
c. A la presencia de glucosa en el L.C.R
d. A la presencia de glucosa en la orina

16. ¿Qué es la 'diuresis'?

a. El volumen de orina eliminado en 24 horas
b. La cantidad de orina eliminada
c. La orina eliminada por un paciente, en cada turno
d. La cantidad de orina eliminada durante el día

17. El ciclo infeccioso puede contagiarse

a. De forma indirecta, vehiculizada por fómites
b. De forma directa, producida por los vectores
c. A través del agua o de los alimentos,
d. Las respuestas a y c son correctas

18. La triptona es:

a. Una mezcla de polisacáridos
b. Una mezcla de oligoelementos en forma de sales
c. Una fuente de nitrógeno amínico
d. Un hidrolizado de levaduras

19. La sangre más uniforme en su composición es:

a. Sangre venosa
b. Sangre capilar
c. Sangre arterial
d. Todas tienen igual composición

20. En los catálogos en soporte informático (CD) de productos químicos:

a. Sólo aparece información sobre las características fisicoquímicas de los productos
b. No aparece información toxicológica
c. Nos ayudan a seleccionar el envase más adecuado
d. Todas son correctas

21. Respecto a la toma de muestras cuál es falsa:

a. Es la etapa sometida a mayor variabilidad
b. Sólo se puede hacer con muestras homogéneas
c. Es una etapa muy importante en una medición
d. El plan de muestreo sirve para reducir el tamaño de la muestra manteniendo la representatividad y precisión dentro de los rangos de confianza

CLAVE DE RESPUESTAS

1 A	7 B	13 B	19 C
2 C	8 A	14 D	20 D
3 C	9 A	15 D	21 B
4 B	10 D	16 A	
5 D	11 D	17 D	
6 C	12 C	18 C	

Test 14

1. En una distribución de variables cuantitativas el valor que se repite con mayor frecuencia se denomina:

a. Media
b. Coeficiente de variación
c. Mediana
d. Moda

2. En sangre periférica normal, las células de mayor tamaño corresponden a:

a. Hematíes
b. Monocitos
c. Eosinófilos
d. Basófilos

3. Indique cual de las siguientes no es una medida de tendencia central:

a. Coeficiente de variación
b. Moda
c. Media
d. Percentil75

4. Los reticulocitos son:

a. Linfocitos jóvenes
b. Monocitos jóvenes
c. Hematíes jóvenes
d. Basófilos jóvenes

5. ¿Cuál de los siguientes eritrocitos se denomina célula espolón?

a. Acantocito
b. Eliptocito
c. Estomatocito
d. Dacriocito

6. El volumen corpuscular medio (VCfv1) mide:

a. El número de hematíes
b. El valor de la hemoglobina
c. El tamaño de los hematíes
d. La cifra de hematocrito

7. Las manchas de Grumpech se ven en los frotis sanguíneos de pacientes con:

a. Leucemia linfoíde aguda
b. Alfatalasemia
c. Leucemia linfoide crónica
d. Leucemia mieloide crónica

8. ¿Qué producto preparamos para realizar un crioprecipitado?

a. Sangre total
b. Plaquetas
c. Hematíes
d. Plasma fresco congelado

9. La solución aditiva que permite una caducidad más larga en la conservación de los CH es:

a. ACD
b. CPD
c. CPD-Adenina
d. SAG-manitol

10. Las modificaciones que se producen en los CH durante su conservación son:

a. Disminuye la capacidad hemostática de las plaquetas,
b. Disminuye la función de los granulocitos
c. Pérdida de los factores de coagulación
d. Todas son correctas

11. ¿Cuál de estos procedimientos modifica la caducidad de los hematíes?

a. Hematíes irradiados
b. Hematíes lavados
c. Sistema abierto
d. Todos

12. ¿A qué temperatura se deben conservar los CH?

a. -2° a -10° C
b. -2° a +2° C,
c. +2° a +6° C
d. +5° a +10° C

13. De los siguientes registros, indicar cuál es el más adecuado para el mantenimiento de plaquetas:

a. Sin agitación a 22°C (+/- -2°C), caducidad máxima 10 días
b. Sin agitación a 22°C (+/-- -2°C), caducidad máxima 7 días
c. Con agitación a 22°C (+/-- 2°C), caducidad máxima 5 días
d. Con agitación a10°C, caducidad máxima 7 días

14. ¿Cuál de estos productos será sometido a técnicas de inactivación vira!?

a. Hematíes
b. Plasma
c. Plaquetas
d. Todos

15. De todos los antígenos conocidos el más inmunogénico es el:

a. E
b. C
c. D
d. e

16. Los individuos del grupo A tienen de forma natural el anticuerpo:

a. Anti A
b. Anti B
c. Anti A y anti B
d. No tienen ninguno de los anteriores

17. Mediante el test de Coombs directo se detectan:

a. Anticuerpos incompletos unidos a la membrana del hematíe
b. Anticuerpos frente a antígenos
c. Antígenos de los hematíes
d. Antiglobulinas humanas

18. Un individuo del grupo AB puede recibir sangre de:

a. A
b. B
c. AB
d. Los tres

19. ¿Cómo se denomina el conjunto de mecanismos biológicos mediante los cuáles se consigue prevenir la salida de sangre del interior de los vasos?

a. Fibrinolisis
b. Hemostasia
c. Adhesión plaquetaria
d. Agregación plaquetaria

20. La Hemofilia A es un déficit de:

a. Factor XII
b. Factor V
c. Factor VIII
d. Factor IX

21. ¿Qué otro nombre recibe el Tiempo de Protrombina?

a. Tiempo de Trombina,
b. Fibrinógeno
c. Tiempo de Quick
d. Tiempo de Reptilase

22. ¿Uno de estos factores no es vitamina K-dependientes?

a. Factor II
b. Factor VII
c. Factor VIII
d. Factor X

23. Ácidos son sustancias que en disolución aportan al medio:

a. Hidroxilos
b. Hidrogeniones
c. Oxigeno
d. Nitrogeno

24. Una de las determinaciones siguientes no se realiza en el laboratorio de urgencias

a. Glucosa
b. Colesterol
c. Ami!asa
d. Urea

25. La Hipernatremia es:

a. Aumento del calcio serico
b. Aumento del sodio serico
c. Aumento del potasio serico
d. Aumento del hierro serico

26. Para regular fisiológicamente el pH se utilizan sistemas amortiguadores denominados tampones. ¿Cuál no es un tampón?

a. Tampon Bicarbonato
b. Tampon Fosfato
c. Tampon Hemoglobina
d. Tampon Hemoxiglobina

27. De las siguientes determinaciones ¿Cuál no es de urgencias?

a. Glucosa
b. Iones
c. tatecolaminas
d. Urea

28. La PCR (reacción en cadena de la polimerasa) tiene como fin:

a. Encadenar fragmentos específicos de ADN
b. Eliminar alguna secuencia de ARN
c. Encadenar fragmentos específicos de ARN
d. Amplificar una secuencia específica de ADN

29. Cuál de las siguientes bases es pirimidinica

a. Citosina
b. Guanina
c. Adenina
d. Las tres lo son

30. Que sustancia es utilizada en la visualización de ADN, en gel de agarosa:

a. Bromuro de Etidio
b. Hidruro de Mercurio
c. Hidruro de Etidio
d. Bromuro de Mercurio

31. Que ley dice: todos los descendientes resultantes del cruce de dos razas puras tienen el mismo fenotipo

a. Primera ley de Mendel
b. Segunda ley de Mendel
c. Tercera ley de Mendel
d. No es una ley de Mendel

32. El gen de la Hemofilia es un gen ligado al cromosoma:

a. X
b. 8
c. Y
d. 9

33. La trisomía del par 18 se conoce como Sindrome de:

a. Turner
b. Edwars
c. Klinefelter
d. Patau

34. La detección de anticuerpos antinucleares es una técnica de:

a. Inmunofluorescencia indirecta
b. Técnica de detección de anticuerpos por precipitación en gel
c. Detección de anticuerpos por Elisa
d. Detección por Inmunoblottíng

35. ¿Cuál de las inmunoglobulinas es secretora?

a. IgG
b. IgE
c. IgD
d. IgA

36. En un estudio de inmunidad celular a un paciente con síndrome de inmunodeficiencia adquirida (SIDA). ¿Qué tipo de Linfocitos T están aumentados?

a. CD4
b. CD8
c. CD9
d. CD40

37. ¿Cuál de los siguientes reactivos se utiliza en las técnicas de Elisa?

a. Conjugado
b. Cromógeno
c. Solución de parada o ácido sulfúrico
d. Todas las anteriores son correctas

38. Desplazamiento de un segmento de un cromosoma a un nuevo lugar en el genoma:

a. Sitio frágil
b. Traslocación
c. Delección
d. Deyección

39. Defina cariotipo

a. Distribución ordenada de los cromosomas en anafase
b. Distribución ordenada de los cromosomas en profase
c. Distribución ordenada de los cromosomas en telofase
d. Distribución ordenada de los cromosomas en metafase

40. La unión de gametos que portan alelos idénticos producen genotipos

a. Heterólogos
b. Heterocigotos
c. Homólogos
d. Homocigotos

41. Las alteraciones en el número de cromosomas son mutaciones:

a. génicas
b. numéricas
c. genómicas
d. cromosómicas

42. La posición especifica de un gen en un cromosoma se denomina:

a. Intrón
b. Locus gen ético
c. Codón
d. Zona génica

43. Cuando el ribosoma pasa a lo largo de toda molécula de ARNm y lee el código, está realizando

a. Traducción
b. Replicación
c. Transcripción
d. Lectura

44. Un nucleótido está formado por:

a. Un grupo fosfato-hidrogeno-base nitrogenada
b. Base nitrogenada-pentosa
c. Cadena lineal de ADN
d. Un grupo fosfato-desoxirribosa-base nitrogenada

45. El medio de Stuart es:

a. Medio de refrigeración
b. Medio de transporte
c. Medio de crecimiento
d. Medio de multiplicación

46. La Tiña negra es producida por:

a. Malasezzia furfur
b. Tinea cruris
c. Exophiala Werneckii
d. Tinea capitis

47. Es motivo de rechazo

a. Una muestra mal rotulada
b. Una muestra derramada
c. Un volante no cumplimentado
d. Todas las anteriores son correctas

48. En el proceso de granulopoyesis qué celula sigue al promielocito:

a. Metamielocito
b. Mielocito
c. Monoblasto
d. El promielocito no perteneces al proceso de granulopoyesis

49. Los Mycoplasmas se diferencian de otras bacterias por carecer de:

a. Núcleo
b. Flagelos
c. Pared celular
d. ADN

50. Sobre las Pseudomonas es FALSO:

a. Son bacilos Gramnegativos móviles
b. Son bacilos Gramnegativos inmóviles
c. Crecen con facilidad en medios de cultivo ordinarios
d. No fermentan la lactosa

51. El Haemophilus inftuenzae es:

a. Una bacteria gramnegativa, aerobia y móvil

b. Un cocobacilo grampositivo

c. Un cocobacilo gramnegativo, pleomorfico

d. Un hongo

52. ¿Cuál es el virus más resistente a los agentes externos?

a. Rinovirus

b. Coranovirus

c. Adenovirus

d. Virus Sinticial Respiratorio

53. Para que se utiliza el medio Agar Cled

a. El crecimiento de micobacterias

b. Para el cultivo de bacterias en orina

c. Pruebas de sensibilidad microbiana

d. Todas son correctas

54. ¿Cuál es la enzima que desdobla el peróxido de hidrógeno, formándose agua y oxígeno?

a. Ureasa   b. Fosfatasa

c. Lipasa   d. Catalasa

55. Son medios de cultivo enriqueci-dos:

a. Agar Müeller -Hinton

b. Agar chocolate

c. Agar 8-8

d. a y b son correctas

56. Cuál es el medio de diferenciación para el crecimiento de las bacterias Gramnegativas

a. Agar Mac Conkey

b. Agar chocolate

c. Agar Müeller -Hinton

d. Agar Thayer-Martin

57. Según su consistencia, los medios de cultivo se clasifican en:

a. Medios líquidos

b. Medios sólidos y semisólidos

c. Medios sintéticos

d. a y b son correctas

58. Qué tecnología se emplea para de-tectar otros errores innatos del me-tabolismo en el recién nacido:

a. Cromatografia líquida de alta presión

b. Fluorimetría directa

c. Espectrofotometría en 'tandem-masas'

d. Quimioluminiscencia

59. Medios que incorporan componen-tes que inhiben el desarrollo de todos los microorganismos excepto el buscado:

a. Medios de enriquecimiento

b. Medios selectivos

c. Medios diferenciales

d. Medios de crecimiento

60. La realización del screening pobla-cional se lleva a cabo para:

a. Prevención de posibles anomalías congé-nitas

b. Detección precoz de anomalías congénitas

c. Evitar posibles daños cerebrales en el re-cién nacido

d. Todas las anteriores son correctas

61. A qué población de neonatos va di-rigido el screening neonatal:

a. A recién nacidos de bajo peso y/o de menos de 36 semanas de gestación

b. A todos los recién nacidos de la población en estudio

c. A los recién nacidos con factores de riesgo por historia familiar

d. Todas las anteriores son correctas

62. Señale la respuesta correcta:

a. El EDTA constituye actualmente un anti-coagulante de elección en hematología

b. Es aconsejable mantener a 4° C las mues-tras de sangre durante su transporte, para preservar los niveles de potasio

c. La hemólisis es la salida de componentes de los eritrocitos, al plasma 0 al suero, por lo que aumentan las concentraciones de sodio

d. Todas las respuestas son correctas

63. En qué tipo de muestras biológicas se realizan las pruebas de 'scree-ning neonatal'

a. Punción venosa,

b. Punción arterial

c. Orina impregnada en papel de filtro

d. Punción venosa en el talón del bebé

64. La fase preanalítica es un subpro-ceso del laboratorio que incluye, entre otros:

a. El transporte de las muestras hasta el la-boratorio

b. La emisión del informe de laboratorio

c. La validación técnica de los resultados

d. Todas son falsas

65. ¿Cuál de las siguientes proteínas no es una alfa 2 globulina?

a. Haptoglobina   b. Ceruloplasmina

c. Transferrina   d. Eritropoyetina

66. El transporte de muestras al labo-ratorio debe hacerse:

a. En un periodo de tiempo apropiado a la naturaleza de la petición

b. De una manera que asegure la seguridad para el personal que la transporta y para el público en general

c. Dentro de un rango de temperatura espe-cificado (en el manual de toma de mues-tras) y con los conservadores adecuados

d. Todas las anteriores son correctas

67. ¿Cuál de las siguientes funciones son realizadas por las proteínas?

a. Función defensiva

b. Transporte de moléculas

c. Función catalizadora

d. Todas las anteriores son correctas

68. Al recoger la muestra de semen para estudio de fertilidad, en el labo-ratorio se deberá registrar:

a. La hora de la eyaculación

b. Número de petición

c. Nombre del paciente

d. Las tres son correctas

69. En una electroforesis a un pH 8.6 las proteínas migran hacia el:

a. ánodo, porque a ese pH tienen carga +

b. cátodo: porque a ese pH tienen carga +

c. ánodo, porque a ese pH tienen carga –

d. cátodo, porque a ese pH tienen carga –

70. Las muestras de heces recogidas para estudio de parásitos, deben contener como conservante:

a. Solución de Formol

b. Alcohol polivinílico

c. Acetato de sodio-formol

d. Todas las anteriores son correctas

71. Cuando hablamos de esteatorrea, nos referimos a:

a. Heces blanquecinas

b. De olor petrido

c. Contenido en grasas aumentado

d. Poca cantidad

72. La hormona TRH se genera en

a. El tiroides
b. El hipotálamo
c. La hipófisis
d. El paratiroides

73. ¿Cómo se llama la proteína precursora de las hormonas tiroideas?

a. Calcitonina
b. TSH
c. TRH
d. Tiroglobulina

74. De los siguientes parámetros ¿Cuál no es un marcador cardiaco?

a. Troponina
b. Tiroxina
c. Mioglobina
d. CPK

75. Vida media de lo granulocitos:

a. 3-15 días
b. 120 días
c. De meses a varios años
d. Pocos días en sangre y años en los tejidos

76. La hemólisis de una muestra afecta:

a. Potasio
b. Bilirrubínas
c. CPK-MB
d. T09as son correctas

77. ¿Qué estamos valorando si determinamos metanefrinas y ácido vanilmandélico (VMA) en orina?

a. La función androgénica
b. La función suprarrenal
c. La función tiroidea
d. Todas son correctas

78. La hiperprolactinemia puede...:

a. ser causada por hipotiroidismo primario
b. ser causada por un prolactinoma
c. causar infertilidad en ambos sexos
d. Las tres son correctas

79. Si la muestra del paciente presenta una elevada cantidad de quilomicrones, podremos observar de forma macroscópica: ,

a. Que el suero es opalescente
b. Que el suero presenta una capa cremosa en su superficie
c. Que aparece un anillo amarillento que separa el suero de la muestra
d. No podremos apreciar esto de forma macroscópica

80. El hígado elimina la mayor parte del amoniaco de la sangre transformándolo en:

a. Urea
b. Creatinina
c. Colesterol
d. Albúmina

81. ¿Qué marcadores se solicitan para el diagnóstico de cáncer de estómago?

a. CEA 19,9- CA 72,4- CEA
b. SCC
c. CEA 15,3
d. CEA 72,2

82. ¿Cuál es la isoenzimade la CPK mas especifica del miocardio?

a. CPK-MM
b. CPK-MB
c. CPK-BB
d. CPK-MC

83. El aumento de leucocitos polimorfonucleares del líquido sinovial se asocia con:

a. Gota
b. Artritis reumatoide
c. Artritis bacteriana
d. Todas las anteriores son correctas

84. El examen de líquido sinovial con microscopía de luz polarizada se utiliza para:

a. Ver la morfología celular
b. Realizar un recuento de microorganismos
c. Identificar cristales
d. Ninguna es correcta,

85. Respecto a la toma de muestras de sangre para medición de lípidos y lipoproteínas, señale la afirmación incorrecta:

a. Es importante establecer unas normas tan precisas como sea posible para las condiciones en las cuales se extraen las muestras de sangre
b. Se pide al paciente que permanezca en ayunas 12 horas mínimo antes de la punción venosa
c. Puede utilizarse plasma o suero
d. La aplicación prolongada de un torniquete durante la punción, no puede aumentar las concentraciones aparentes de lípidos

87. De las siguientes respuestas ¿cuáles son características físicas de un LCR normal?

a. 90 Volumen - 100 ml. (adultos)
b. Turbidez
c. Densidad 1 ,005 -1 ,008
d. a y c son correctas

88. ¿Qué es una pandemia?

a. Es una enfermedad endémica que se extiende a muchos países y personas
b. Es una enfermedad autóctona
c. Se refiere al nº de casos nuevos de una enfermedad en un espacio de tiempo
d. Todas son correctas

89. ¿Cómo actúan los desinfectantes químicos?

a. Desnaturalizando las proteínas o destruyendo sistemas enzimáticos de los microorganismos
b. Incinerando los microorganismos
c. Embalando los susodichos
d. Todas son correctas

90. Los residuos punzantes y/o cortantes pertenecen al grupo:

a. Grupo II
b. Grupo III
c. Grupo V
d. Grupo VI

CLAVE DE RESPUESTAS

1 D	24 B	47 D	70 D
2 B	25 B	48 B	71 C
3 A	26 D	49 C	72 B
4 C	27 C	50 B	73 D
5 A	28 D	51 C	74 B
6 C	29 A	52 C	75 A
7 C	30 A	53 B	76 D
8 D	31 A	54 D	77 D
9 D	32 A	55 D	78 D
10 D	33 B	56 A	79 B
11 D	34 A	57 D	80 A
12 C	35 D	58 C	81 A
13 C	36 B	59 B	82 B
14 B	37 D	60 D	83 D
15 C	38 B	61 D	84 C
16 B	39 D	62 A	85 D
17 A	40 D	63 D	87 D
18 D	41 C	64 A	88 A
19 B	42 B	65 C	89 A
20 C	43 A	66 D	90 B
21 C	44 D	67 D	
22 C	45 B	68 D	
23 B	46 C	69 C	

1. La desviación típica o desviación estándar indica:

a. La precisión de una serie de resultados analíticos

b. La exactitud de una serie de resultados analíticos

c. La precisión y la exactitud de una serie de resultados analíticos

d. El intervalo total de variabilidad de una serie de resultados analíticos

2. Las gráficas de control estadístico o gráficas de Levy-Jenning para los resultados analíticos son imprescindibles en el laboratorio clínico para conocer:

a. La exactitud y precisión entre pruebas de los resultados analíticos obtenidos con un mismo suero control

b. La exactitud y precisión día a día de los resultados analíticos obtenidos con un mismo suero control

c. La precisión día a día de los resultados analíticos obtenidos con un mismo suero control

d. La exactitud día a día de los resultados analíticos obtenidos con un mismo suero control

3. Los anticoagulantes empleados en la obtención de plasma basan su acción en la combinación con el calcio, excepto:

a. El fluoruro sódico, que además inhibe la glucólisis

b. El oxalato potásico

c. La heparina, que inhibe la protrombina, trombina y agregación plaquetar

d. Iodoacetato, que además de inhibir la glucólisis evita la ligera hemólisis que produce el fluoruro sódico

4. En la electroforesis, la velocidad de las proteínas es función de todos los parámetros que se citan, excepto uno:

a. pH del tampón

b. Punto isoeléctrico de las proteínas

c. De la fuerza iónica del tampón

d. Del diámetro de los electrodos

5. La deficiencia de vitamina B12 (cianocobalamina) produce:

a. Pelagra   b. Escorbuto

c. Raquitismo   d. Anemia perniciosa

6. Tanto en la técnica de RIA como de ELISA se basan en un análisis inmunológico, pero así como el RIA emplea un isótopo marcado radiactivamente, en la técnica de ELISA este isótopo es sustituido por:

a. Un agente aglutinante

b. Una enzima

c. Una hemaglutinina

d. Una fracción del complemento

7. Una técnica muy adecuada para la determinación de los anticuerpos antinucleares es:

a. Reacción enzimática directa

b. Inmunofluorescencia

c. Nefelometría

d. Hemaglutinación

8. Qué célula es más grande:

a. Linfocitos

b. Monocitos

c. Basófilos

d. Eosinófilos

9. ¿Cuál de los siguientes métodos utilizados para la determinación de lipoproteinas es considerado como el método de referencia?

a. Métodos de ultracentrifugación

b. Métodos electroforéticos

c. Métodos de precipitación polianiónica

d. Métodos combinados

10. El método de referencia para la medida de la concentración de colesterol total es una modificación del método de Abell-Kendall basado en la reacción de:

a. Reacción de Liebermann-Burchard

b. Reacción sal de hierro-ácido

c. Reacción del ácido paratoluensulfónico

d. Reacciones enzimáticas de punto final con la medición amperométrica del consumo de oxígeno

11. En el laboratorio la expresión anión gap (vacío aniónico) es

a. Una hipocloremia severa

b. Una incapacidad de la mucosa gástrica para producir clorhídrico

c. Una pérdida severa de bicarbonato

d. El conjunto de aniones no medido habitualmente en el laboratorio clínico (sulfatos, fosfatos, etc)

12. Con las siglas HbsAg se conoce un marcador extraordinariamente útil para el diagnóstico, control y seguimiento de qué tipo de hepatitis:

a. Hepatitis A   b. Hepatitis B

c. Hepatitis delta   d. Hepatitis de lupus

13. La vida media del hematíe es aproximadamente de:

a. 4 días   b. 4 semanas

c. 4 meses   d. 4 años

14. Una molécula de hemoglobina consta de:

a. 4 cadenas peptídicas, 4 protoporfirinas y 4 átomos de Fe

b. 2 cadenas peptídicas, 2 protoporfirinas y 2 átomos de Fe

c. 4 cadenas peptídicas, 2 protoporfirinas y 4 átomos de Fe

d. Depende del tipo de hemoglobina

15. El control por el laboratorio de la terapéutica con anticoagulantes orales se realiza con Tiempo de...:

a. coagulación   b. hemorragia

c. protrombina   d. trombina

16. La plaqueta procede del:

a. Megaloblasto   b. Megacariocito

c. Trombocito   d. Mieloblasto

17. Para observar Mycobacterium tuberculosis, además de la coloración de Ziehl-Neelsen, se utiliza la tinción de:

a. Gram   b. Giemsa

c. Auramina   d. Fontana

18. El número de aumentos de un microscopio se obtiene:

a. Observando el ocular, que es donde está marcado

b. Observando el objetivo, que es donde está marcado

c. Multiplicando el número del ocular por el del objetivo

d. Multiplicando la distancia del objetivo al ocular por una constante

19. Una de las siguientes afirmaciones sobre pseudomonas es falsa:

a. Bacilos Gram negativos inmóviles

b. Bacilos Gram negativos móviles

c. Crecen con facilidad en los medios de cultivo ordinarios

d. No fermentan la lactosa

20. Los cilindros con mayor índice de refracción son:

a. Hialinos   b. Bacterianos
c. Hemáticos   d. Céreos

21. Defensa principal contra los organismos intracelulares:

a. La inmunidad humoral
b. La respuesta inmune celular
c. Las células nulas
d. La opsonización

22. Leucopemia es:

a. Aumento de leucocitos
b. Disminución de leucocitos
c. Disminución de segmentados
d. Aumento de cayados

23. Para el mantenimiento del pH fisiológico en el plasma (7,35 – 7,45), el organismo dispone de una serie de sistemas tampón o amortiguadores. ¿Cuál de ellos presenta una mayor capacidad amortiguadora?

a. Tampón bicarbonato-ácido carbónico
b. Hemoglobina
c. Proteínas del plasma
d. Tampón fosfato

24. Los analizadores discretos son instrumentos que:

a. Disponen de un compartimento para cada reacción de la muestra. La mezcla del reactivo y la muestra se produce en una cubeta individual
b. Bombean continuamente reactivos a través de tuberías y serpentines para formar una corriente de flujo, bombeando después la muestra a esta corriente de flujo de reactivo
c. Emplean la fuerza centrífuga para mezclar la muestra y reactivos
d. Poseen varios canales de determinación, de manera que cada muestra es sometida a un proceso de análisis múltiple

25. En un microscopio el condensador es:

a. Una lente que amplía la imagen de una manera constante
b. El objetivo seco más comúnmente utilizado
c. La lente encargada de concentrar un haz luminoso en cada punto del portaobjetos
d. El objetivo de inmersión más utilizado

26. ¿Cuál de estos órganos presenta una función hematopoyética?

a. Bazo   b. Yeyuno
c. Páncreas   d. Todos los anteriores

27. Un antígeno es:

a. Molécula de bajo peso molecular capaz de reaccionar con un Ac determinado
b. Molécula capaz de generar una respuesta del sistema inmunológico cuando penetra en el organismo
c. Conformación molecular de la superficie del Ag capaz de combinarse específicamente con una zona complementaria que existe en el Ac
d. Ninguna es cierta

28. ¿Cuál de las siguientes no es una célula del sistema inmune?

a. Linfocitos   b. Monocitos
c. Hematíes   d. Neutrófilos

29. En los procesos alérgicos encontramos inmunoglobulinas del tipo:

a. IgA   b. IgE   c. IgD   d. IgM

30. Según el sistema ABO, ¿cuál sería el receptor universal?

a. A   b. B   c. AB   d. O

31. 'Desviación a la izquierda' es:

a. Presencia de neutrófilos con núcleo hipersegmentado
b. Presencia de neutrófilos con núcleo hiposegmentado
c. Presencia de neutrófilos con excesiva granulación
d. Sinónimo de Neutropenia

32. Al conjunto de microorganismos todos iguales procedentes de una única célula se denomina:

a. Cepa   b. Colonia
c. Inóculo   d. Especie

33. La técnica de reacción en cadena de la Polimerasa tiene por objetivo:

a. Encadenar entre sí diferentes fragmentos de DNA
b. Amplificar una secuencia específica de DNA
c. Eliminar determinadas secuencias del RNA
d. Facilitar la acción de enzimas de restricción

34. Cultivo puro en Microbiología es aquél que:

a. no presenta contaminación por hongos
b. utiliza como nutriente sangre estéril
c. contiene un solo tipo de microorganismo
d. presenta microorganismos taxonómicamente clasificados

35. La tos ferina está producida por:

a. Brucella   b. Bordetella
c. Pseudomonas   d. Todas son falsas

36. El agente causal de la sífilis es:

a. Una micobacteria   b. Bordetella
c. Legionella   d. Treponema

37. ¿Qué es un micelio?

a. El conjunto de varias levaduras
b. Un sinónimo de espora
c. Un tipo de hongos
d. El conjunto de hifas con sus ramificaciones

38. Echinococcus granuloso produce:

a. La cisticercosis   b. El quiste hidatídico
c. La toxocariosis   d. Una pandemia

39. El Enterobius vermicularis, parásito investigado en heces es:

a. Un gusano perteneciente a la clase nematodes
b. Un gusano perteneciente a la clase cestodes
c. Un gusano perteneciente a la clase trematodes
d. Una ameba

40. Cuando un virus se transmite de la madre al feto durante el embarazo, se habla de transmisión:

a. vertical   b. horizontal
c. oblicua   d. Todas son falsas

41. La mononucleosis infecciosa está producida por:

a. Citomegalovirus   b. Epstein-Barr
c. Togavirus   d. Ninguna de las tres

42. La TSH estimula la secreción de hormonas:

a. sexuales   b. tiroideas
c. paratifoideas   d. suprarrenales

43. En la enfermedad de Addison hay una carencia de:

a. Cortisol   b. ACTH
c. T3   d. GH

44. Para realizar el diagnóstico clínico de paludismo, ¿de que muestra partiría?

a. Saliva y esputo   b. Líquido sinovial
c. Sangre   d. Heces

45. Los picornavirus producen:

a. Cáncer   b. Polio
c. Sarampión   d. Varicela

46. El carbunco es producido por:

a. Haemophilus influenzae
b. Clostridium perfringes
c. Fusobacterium
d. Bacillus anthracis

47. ¿Qué tipo de microorganismo es Criptococcus neoformans?

a. Una levadura   b. Una espiroqueta
c. Un coco   d. Un bacilo

48. Un título de ASLO alto es indicativo de:

a. Fiebres reumáticas
b. Artrosis
c. Artritis reumatoide
d. Infecciones estreptocócicas beta hemolíticas del grupo A

49. La reacción de Paul-Bunnel es positiva en la:

a. Leucemia mieloide crónica
b. Mononucleosis infecciosa
c. Anemia hemolítica enzimopática
d. Anemia ferropénica

50. La fotometría de llama se basa en:

a. La medida de la radiación absorbida cuando un metal se introduce en una llama de temperatura adecuada
b. La medida de la radiación dispersada cuando un metal se introduce en una llama de temperatura adecuada
c. La medida de la radiación emitida cuando un metal se introduce en una llama de temperatura adecuada
d. Someter una sustancia al calor de la llama, con lo cual los electrones de sus átomos se excitan pasando a niveles inferiores de energía

51. La reacción de color de Jaffé es la adecuada para la determinación de:

a. Bilirrubina   b. Acido úrico
c. Creatinina   d. Albúmina

52. Los triglicéridos ingeridos con la dieta son absorbidos a nivel intestinal y transportados en circulación sanguínea por:

a. Lipoproteínas de alta densidad
b. Lipoproteínas de baja densidad
c. Lipoproteínas de muy baja densidad
d. Quilomicrones

53. La fosfatasa ácida es un marcador asociado al:

a. Cáncer de próstata
b. Cáncer de páncreas
c. Adenocarcinoma
d. Linfoma

54. Se conoce como 'Recuento de Addis':

a. Un método de numeración cualitativo de los hematíes, leucocitos y cilindros en una muestra de orina
b. Un método de enumeración cuantitativo de los hematíes, leucocitos y cilindros en una muestra de orina
c. Un método cualitativo para detectar cilindros
d. Un método para determinar cualitativamente hematuria

55. La determinación de nitritos en orina nos sirve para detectar:

a. Bacteriuria   b. Proteinuria
c. Nitratos   d. Oliguria

56. Una solución al 10% (p/v) contiene:

a. 10 g del soluto + 100 ml del disolvente
b. 10 ml del soluto + 100 ml del disolvente
c. 10 g del soluto + 90 g del disolvente
d. 10 g del soluto en un volumen final de 100 ml de solución

57. La prueba de Waaler-Rose se aplica para la detección de:

a. Salmonelosis
b. Factores reumatoides
c. Proteína C reactiva
d. Brucelosis

58. No es un inmunoensayo marcado:

a. Radioinmunoanálisis
b. Enzimoinmunoanálisis heterogéneo
c. Reacción de fijación del complemento
d. Enzimoinmunoanálisis homogéneo

59. El cromosoma Filadelfia (Ph. es característico de leucemia:

a. linfática crónica
b. aguda mieloblástica
c. mieloide crónica
d. aguda monolítica

60. El mieloma múltiple es una proliferación clonal de:

a. Neutrófilos   b. Linfocitos T
c. Células plasmáticas d. Mielocitos

61. En las infestaciones por parásitos es característica:

a. Eosinofilia   b. Basopenia
c. Neutropenia   d. Eosinopenia

62. ¿Qué es el sistema HLA?

a. Un grupo de moléculas que permite diferenciar unos linfocitos de otros
b. Un grupo de antígenos que proporcionan a las células de un individuo su propia especificidad dentro de la especie
c. Un grupo de antígenos que el sistema inmune reconoce en los microorganismos invasores y frente a los cuales desarrolla una respuesta inmune
d. Un grupo de genes que determina la diferenciación funcional de los linfocitos

63. La detección de títulos elevados de anticuerpos contra antígenos microsomales es característica de:

a. Hipotiroidismo primario
b. Enfermedad de Graves
c. Tiroiditis de Hashimoto
d. Anemia perniciosa

64. ¿Qué son los ICA?

a. Anticuerpos contra el factor intrínseco
b. Anticuerpos contra células de los islotes pancreáticos
c. Anticuerpos inhibidores de células tiroideas
d. Anticuerpos estimuladores de células tiroideas

65. ¿Cuál de las siguientes fracciones electroforéticas no se encuentra disminuida en las hepatopatías?

a. Alfa-1-globulinas   b. Albúmina
c. Gammaglobulinas   d. Betaglobulinas

66. Principal apoproteína de las LDL:

a. Apo C   b. Apo E   c. Apo A   d. Apo B

67. Un aumento de la concentración de hidrogeniones y una PCO2 inicialmente elevada corresponde a:

a. Acidosis metabólica
b. Alcalosis respiratoria
c. Acidosis respiratoria
d. Alcalosis metabólica

68. Los oncogenes son:

a. Genes normales que se encuentran en todas las células
b. Proteínas tumorales
c. Genes normales que se encuentran en células tumorales
d. Genes que codifican proteínas anómalas en la célula tumoral

69. De los siguientes marcadores tumorales, ¿cuál no es una enzima?

a. PAP   b. NSE
c. ß-Hcg   d. PHI

70. En el estudio del cáncer de hígado se emplean:

a. AFP y PSA   b. CEA y NSE
c. AFP y CEA   d. NSE y PSA

71. Las anemias hemolíticas dan lugar a una ictericia:

a. Hepática   b. Prehepática
c. No dan lugar a ictericia   d. Posthepática

72. ¿Cuál de las siguientes enzimas es más específica del hígado?

a. Lactato deshidrogenasa   b. GOT
c. Fosfatasa alcalina   d. GPT

73. En los niños sanos, ¿cuál de las siguientes actividades enzimáticas puede estar elevada?

a. GGT   b. Fosfatasa alcalina
c. GOT   d. Ninguna

74. En la hepatitis B el marcador de inmunización es:

a. HBsAg   b. Anti-HBe
c. HBeAg   d. Anti-HBs

75. La precipitación con ácido tricloroacético se utiliza para determinar en orina:

a. Proteínas   b. Azucares reductores
c. Urobilinógeno   d. Cuerpos cetónicos

CLAVE DE RESPUESTAS

1 A	20 D	39 A	58 C
2 B	21 B	40 A	59 C
3 C	22 B	41 B	60 C
4 D	23 A	42 B	61 A
5 D	24 A	43 A	62 B
6 B	25 C	44 C	63 C
7 B	26 A	45 B	64 B
8 B	27 B	46 D	65 C
9 A	28 C	47 A	66 D
10 A	29 B	48 D	67 C
11 D	30 C	49 B	68 D
12 B	31 B	50 C	69 C
13 C	32 B	51 C	70 C
14 A	33 B	52 D	71 B
15 C	34 C	53 A	72 D
16 B	35 B	54 B	73 B
17 C	36 D	55 A	74 D
18 C	37 D	56 D	75 A
19 A	38 B	57 B	

1. El hígado está formado por...

a. 2 lóbulos   b. 3 lóbulos
c. 4 lóbulos   d. 5 lóbulos

2. Enfermo con una diuresis diaria de menos de 50 c.c. Hablamos de...

a. Incontinencia urinaria   b. Oliguria
c. Tenesmo vesical   d. Anuria

3. Son órganos hemotopoyéticos...

a. Médula Ósea Roja   b. Ganglios Linfáticos
c. Bazo   d. Los tres

4. En el estómago NO se produce...

a. Secreciones enzimáticas para la digestión
b. Gastrina
c. Insulina
d. Moco protector

5. Hematuria significa:

a. Presencia de sangre en la orina
b. Presencia de proteínas en la orina
c. Escozor y dolor al orinar
d. Presencia de azúcar en la orina

6. ¿Qué es un coprocultivo?

a. Un estudio del exudado vaginal
b. Un estudio del exudado laríngeo
c. Ninguna de las anteriores es correcta

7. Método de esterilización más usado

a. El óxido de etileno
b. El calor seco
c. El calor húmedo
d. Todas las respuestas son correctas

8. En el antibiograma mediante difusión en agar la existencia de un halo de inhibición alrededor de un disco de un determinado antimicrobiano indica que:

a. El microorganismo puede ser sensible a dicho antimicrobiano
b. El microorganismo es resistente a dicho antimicrobiano
c. El antimicrobiano sólo puede tener un efecto bactericida
d. El antimicrobiano sólo puede tener un efecto bacteriostático

9. Cómo se llama el descenso severo de los granulocitos acompañado de anemia y trombopenia

a. Leucopenia   b. Granulocitopenia
c. Agranulocitosis   d. Pancitopenia

10. ¿Qué alteración de los leucocitos se produce en las infecciones parasitarias?

a. Eosinopenia   b. Eosinofilia
c. Basopenia   d. Basofilia

11. El sistema sanitario español se denomina:

a. Sistema Nacional de Salud
b. Seguridad Social
c. INSALUD y sus correspondientes en las diversas Comunidades Autónomas
d. Todas son correctas

12. Que nombre reciben los macrófagos que se encuentran en la sangre

a. Monocitos   b. Histiocitos
c. Macrófagos   d. Células sinusidales

13. Entre los residuos biológicos asimilables a residuos urbanos, están:

a. restos de actividades microbiológicas
b. materiales sólidos cortantes o punzantes
c. materiales sólidos no cortantes ni punzantes
d. animales muertos no inoculados

14. Cuando un equipo que deba estar calibrado salga del laboratorio para actividades de mantenimiento:

a. Siempre debe volver a calibrarse antes de ser utilizado de nuevo
b. Puede volver a utilizarse si la calibración previa a la salida era correcta
c. Un equipo que deba estar calibrado nunca puede salir del laboratorio
d. La salida del laboratorio nunca influye en el estado de calibración de un equipo

15. Si la frecuencia absoluta de un caso es 20 y el número total de casos es 40. cuál es la frecuencia relativa:

a. 0,20   b. 0,08   c. 0,50   d. 0,80

16. ¿Cuál de las siguientes etapas no será necesario realizar sobre una muestra bruta en estado sólido?

a. Reducción de tamaño de muestra
b. Secado
c. Trituración
d. Humedecer la muestra

17. El número de puntos de una curva de calibrado ha de ser, al menos:

a. 2 puntos
b. 10 puntos
c. 2n + 1 siendo n el número de variables
d. N, siendo n el número de variables

18. Sustancia que provoca reacción inflamatoria en piel y mucosas por contacto inmediato o prolongado:

a. Nociva   b. Inflamable
c. Tóxica   d. Irritante

19. Transportan el oxígeno:

a. Linfocitos   b. Hematíes
c. Glóbulos blancos   d. Las tres

20. La hepatitis B se transmite por:

a. jeringuillas   b. relaciones sexuales
c. el agua   d. A y B correctas

21. Capacidad de orina que los riñones pueden retener, aprox (c.c.):

a. 200   b. 100   c. 500   d. 600

22. La recogida de una muestra de heces debe hacerse:

a. En frasco estéril
b. De, al menos, 200 gr
c. En frasco hermético
d. Recogiendo una pequeña muestra

23. El hígado está constituído:

a. Por lobulillos
b. Por células de la mucosa intestinal
c. Por células del epitelio gástrico
d. Todas son falsas

24. Material 'aséptico' es:

a. Desinfectado   b. Esterilizado
c. Flameado   d. Las tres

25. Los microorganismos gram positivos en el microscopio se ven de color

a. Rojo   b. Azul   c. Amarillo   d. Verde

CLAVE DE RESPUESTAS

1 C	8 A	15 C	22 A
2 D	9 D	16 D	23 A
3 D	10 B	17 C	24 B
4 C	11 A	18 D	25 B
5 A	12 A	19 B	
6 C	13 C	20 D	
7 C	14 A	21 A	

1. La adquisición de suministros externos debe:

a. Realizarse según procedimientos en los que estén recogidos los requisitos de calidad del laboratorio

b. Efectuarse a través de catálogos confeccionados por el propio laboratorio, siguiendo normativa internacional

c. Negociarse con los proveedores para ahorrar gastos al laboratorio, aunque sea cosa de la calidad de los bienes adquiridos

d. B y C son correctas

2. Por la comparación de resultados obtenidos por distintos laboratorios (interlaboratorios) podemos obtener:

a. La calibración instrumental

b. La trazabilidad vertical

c. La trazabilidad horizontal

d. La calibración analítica

3. Si el cuaderno del laboratorio consiste en hojas de trabajo separables:

a. Cada hoja debe estar numerada y debe existir un índice con referencias a la actividad realizada y la paginación

b. Cuando se ensucie una hoja, siempre hay que sustituirla por otra limpia repitiendo datos

c. El cuaderno de laboratorio nunca puede consistir en hojas separables

d. Es preciso hacer las separaciones mediante clasificadores expresamente seleccionadas para tal finalidad

4. Las causas más frecuentes de infección adquirida por vía parenteral en el laboratorio son:

a. Salpicaduras de cultivos

b. Inoculación con agujas

c. Aspiraciones al pipetear

d. Todas

5. Los ácidos grasos saturados se encuentran en gran cantidad en las grasas de:

a. Semillas   b. Animales

c. Aceite de oliva   d. Pescado azul

6. El término hemoptisis indica:

a. Vómito de sangre

b. Expectoración con sangre

c. Enfermedad renal

d. Ninguna de las anteriores es cierta

7. Un antígeno es:

a. Un tipo de linfocito

b. Una sustancia química extraña al organismo

c. Un anticuerpo

d. Ninguna de las anteriores es cierta

8. ¿Qué es el óxido de etileno?

a. Un compuesto químico utilizado para limpiar la piel del cuerpo humano

b. Un producto derivado de la fermentación de la glucosa

c. Un método químico de desinfección

d. Un gas utilizado para la esterilización

9. El sedimento urinario no debe tener:

a. Cristales de ácido úrico

b. Pigmentos procedentes de la bilis

c. Cristales de fosfatos

d. Algún leucocito

10. Normalmente se denomina desinfectante a:

a. Las soluciones que se utilizan para destruir elementos patógenos en objetos inanimados

b. Las soluciones que se utilizan para destruir elementos patógenos en piel y heridas

c. Las soluciones que no llevan agua en su composición

d. Las soluciones que destruyen completamente a todos los microorganismos y sus esporas

11. Si envían una muestra de orina al laboratorio de microbiología, ¿qué tipo de prueba pedirían?

a. Hemocultivo   b. Coprocultivo

c. Urocultivo   d. Cualquiera de las tres

12. Indicar cuál es un glándula endocrina:

a. El Páncreas Exocrino

b. Los Testículos

c. Las Glándulas Sudoríparas

d. Las Glándulas Salivares

13. La quimiotaxis consiste en:

a. Capacidad de los leucocitos para atravesar los vasos sanguíneos

b. Un desplazamiento orientado hacia una sustancia química que atrae al leucocito

c. Movimientos seudopódicos

d. Eliminar a los agentes extraños mediante la ingestión

14. La tiña es una infección de la piel que está provocada por…

a. Bacterias   b. Virus

c. Ácaros   d. Hongos

15. ¿Qué es un coprocultivo?

a. Un cultivo bacteriológico de la orina

b. Un cultivo bacteriológico de las heces

c. Un cultivo bacteriológico de exudado vaginal

d. Un cultivo bacteriológico de LCR

16. El aumento de la secreción vaginal es conocido como…

a. Leucorrea   b. Salpingitis

c. Endometritis   d. Dismenorrea

17. Para que se produzca la infección es necesario que:

a. Que el germen o sus toxinas penetren en el organismo

b. Que el germen tenga carácter patógeno

c. Que venza las defensas orgánicas del organismo

d. Todas las respuestas son verdaderas

18. La técnica de nefelometría se utiliza, fundamentalmente, para la cuantificación de:

a. Hemoglobina Glicosilada

b. Catecolaminas

c. Inmunoglobulinas

d. Electrolitos

19. El agar Snyder es un medio de cultivo recomendado para:

a. El crecimiento de hongos

b. Detectar si una bacteria metaboliza la glucosa

c. Diferenciar patógenos entéricos Gram negativos

d. Evidenciar la producción de H2S

20. La LGS:

a. Nace en desarrollo del Art. 43 de la Constitución
b. Es una Ley que tiene por objeto la regulación general de las acciones que tienen por objeto el ejercicio del derecho a la protección de la salud
c. Ambas respuestas son correctas
d. Ninguna es correcta

21. ¿En qué se fundamenta la Constitución, según el art. 2 de la misma?

a. En el pueblo español que la refrendó
b. En la indisoluble unidad de la nación española
c. En el poder soberano de las Cortes Generales
d. En el estado democrático

22. No es función del servicio de electromedicina:

a. Asesorar en la compra de equipos
b. Colaborar en la instalación de equipos
c. Diseñar los nuevos experimentos del laboratorio
d. Informar sobre el mantenimiento

23. La precisión:

a. Es un porcentaje sin unidades
b. Tiene las unidades de los datos al cuadrado
c. Es el valor verdadero menos el más probable
d. Se determina por simple repetición

24. ¿Cuál es la cantidad normal de plaquetas en sangre?

a. 300,000 a 600,000 plaquetas/ mm3
b. 200,000 a 800,000 plaquetas/ mm3
c. 200,000 a 400,000 plaquetas/ mm3
d. 100,000 a 200,000 plaquetas/ mm3

25. ¿Cuál es el factor plasmático más abundante?

a. Fibrinógeno   b. Factor XI
c. Factor XII   d. Protrombina

CLAVE DE RESPUESTAS

1 B	8 D	15 B	22 C
2 C	9 B	16 A	23 D
3 A	10 A	17 D	24 C
4 B	11 C	18 C	25 A
5 B	12 B	19 B	
6 B	13 B	20 C	
7 B	14 D	21 B	

TEST 18

1. Vida media de los eritrocitos:

a. 50 días   b. 100 días
c. 120 días   d. 140 días

2. Proteína con función estructural:

a. Albúmina   b. Hemoglobina
c. Fibrinógeno   d. Fibrina

3. En un R I A, los isótopos reactivos con los que habitualmente se trabaja son del tipo:

a. Gamma y alfa   b. Alfa
c. Beta   d. Gamma y beta

4. ¿Qué célula fagocítica desempeña un papel de primer orden el la respuesta inmunitaria?

a. Eosinófilos
b. Macrófagos
c. Polimorfonuclear basófilo
d. Mastocitos

5. Las inmunoglobulinas están constituidas por cadenas ligeras y pesadas. De las siguientes opciones, indicar cual es una cadena ligera:

a. Alfa   b. Delta   c. Mu   d. Kappa

6. En la anemia ferropénica, la ferritina se encuentra:

a. Muy aumentada
b. Dentro de los márgenes normales
c. Disminuida
d. Ligeramente aumentada

7. De las siguientes pruebas de laboratorio, ¿Cuál no se utiliza para el diagnóstico básico de una anemia?

a. Observación morfológica de los hematíes en un frotis teñido por método Wright
b. Dosificación de hemoglobina
c. Determinación del VCM
d. Tinción de PAS

8. ¿Qué es una aféresis?

a. Extracción de sangre para analíticas
b. Extracción de sangre, y separación de sus componentes, reteniendo las partes que se necesitan y devolviendo el resto al donante
c. Extracción de sangre y separación de sus componentes, utilizando de ellos sin devolver el resto al donante
d. Extracción de plaquetas

9. Actualmente el anticoagulante para las bolsas de extracción de sangre es:

a. ACD   b. CPD
c. Heparina   d. SAG Manitol

10. ¿Qué temperatura deben mantener los frigoríficos que se utilizan en la conservación y almacenamiento concentrado de hematíes o sangre total?

a. -2 a -10ºC   b. 5 a 10ºC
c. 2 a 6ºC   d. -2 a +2ºC

11. ¿Cuál es el aspecto principal de la calidad en el sistema sanitario?

a. Los estándares establecidos
b. La satisfacción del cliente
c. Los recursos humanos de la empresa
d. La calidad de los métodos utilizados

12. En el Plasma del grupo AB, se denomina receptor universal porque carecen de:

a. Antígeno A   b. Antígeno AB
c. Anticuerpos ABO   d. Antígeno B

13. ¿Qué factor estabiliza la formación del coagulo?

a. IX   b. VII   c. XII   d. XIII

14. Para llegar al diagnóstico de una anemia hemolítica auto inmune, ¿Cuál de estas pruebas es imprescindible?

a. Crioglobulinas   b. Pruebas cruzadas
c. Coombs indirecto d. Coombs directo

15. Cuando el producto de la amplificación es usado como molde para una segunda amplificación, se conoce como técnica:

a. PCR in situ   b. PCR multiplex
c. PCR anidada   d. RT-PCR

16. La técnica de la PCR se basa en:

a. Replicación in situ del ARN
b. Multiplicación in vitro de ADN mediante replicación bacteriana
c. Replicación in vitro del ADN, sin vectores ni replicación bacteriana
d. Multiplicación de fragmento de ADN a través de vectores

17. Se denominan intrones a:

a. Secuencia de tres nucleótidos en la cadena de ARNm

b. Triplete del ARNt

c. Secuencias sin codificar de una secuencia de nucleótidos

d. Regiones de un gen que no son separadas del ARN maduro

18. Como vectores de clonación, los plásmidos:

a. Son virus que infectan a las bacterias, constituidos por un núcleo de ADN o ARN y una cubierta proteica

b. Son moléculas circulares de ADN de doble cadena que se replican de forma extracromosómica en bacterias o levaduras

c. Permiten clonar hebras de ADN de gran tamaño

d. "Empaquetan" grandes piezas lineales de ADN y las introducen en las células bacterianas

19. ¿Cuál de las siguientes bases nucleótidas no forma parte del ADN?

a. Adenina   b. Uracilo

c. Guanina   d. Timina

20. ¿En qué fase se produce la replicación del ADN?

a. Fase G2   b. Fase G1

c. Fase M   d. Fase S

21. En la mitosis, ¿en que fase el centrómero de separa en dos y cada cromática hermana se dirige a un polo opuesto?

a. Telofase   b. Anafase

c. Profase   d. Metafase

22. La ordenación del régimen del personal Estatutario de los Servicios de Salud se rige por el principio de:

a. Integración en la Administración Publica de la que dependa el servicio de salud respectivo

b. Igualdad, merito, capacidad y publicidad en el acceso a la condición de personal estatutario

c. Dedicación no prioritaria al servicio publico

d. Participación de las organizaciones sindicales en la determinación de las condiciones de trabajo a través del ejercicio del derecho de huelga

23. No mide propiamente la funcionalidad placentaria:

a. HCG

b. Estriol

c. AFP

d. Lactógeno Placentario humano (HLP)

24. En la prueba del triple marcador, puede ser indicativo de Síndrome de Down:

a. Niveles elevados de AFP y estriol

b. Niveles elevados de AFP y estriol, junto a niveles bajos de HCG

c. Niveles elevados de HCG en combinación con la edad materna

d. Niveles bajos de AFP y estriol, nivel alto de HCG y edad materna

25. La amniocentesis precoz se realiza:

a. Entre la 14 y 18 semanas

b. A partir de la 12 semanas

c. Entre la 9 y 12 semanas de gestación

d. A partir de la 17 semanas

26. Para el estudio de la vitalidad de los espermatozoides, tras la tinción de eosina-nigrosina, se observarán los espermatozoides vivos:

a. Sin teñir sobre un fondo negro

b. Teñidos de rosa sobre un fondo negro

c. Negros sobre un fondo rosado

d. Se observan tan sólo los espermatozoides muertos

27. ¿En qué lugar se forman los espermatozoides en el hombre?:

a. Epidídimo   b. Glándula de Cowper

c. Tubos seminíferos d. Vesícula seminal

28. El lugar donde maduran y se diferencian los precursores de los linfocitos B en los mamíferos es:

a. Timo   b. Médula ósea

c. Bazo   d. Riñón

29. En lo previsto en la Ley 55/2003 se aplicara al personal estatutario:

a. Las normas que dicten las Comunidades Autónomas

b. La Ley de medidas para la reforma de la Comunidad Autónoma

c. Las disposiciones generales sobre función publica de la administración correspondiente

d. La Ley general de Sanidad

30. NO es célula del sistema inmune:

a. Linfocitos   b. Monolitos

c. Hematíes   d. Neutrófilos

31. La recomendación general del número de hemocultivos es de:

a. 1 hemocultivo en 12 horas

b. 2 hemocultivos en 24 horas

c. 1 hemocultivo cada 24 horas

d. 3 hemocultivos en 24 horas, si existe endocarditis infecciosa

32. La tinción de naranja de acridina permite

a. Visualización de los glóbulos rojos

b. Visualización de bacterias mediante microscopio de fluorescente

c. Visualización de todas las células formes mediante microscopio óptico

d. Visualización de leucocitos

33. ¿Cuál de los siguientes no es un método para la determinación cuantitativa de PCR?

a. Aglutinación de látex

b. Inmuno nefelometría

c. RIA

d. Enzimoinmunoensayo

34. Según su morfología y solubilidad las proteínas fibrosas son:

a. Solubles en agua

b. Insolubles en agua

c. Están plegadas en forma mas o menos esféricas

d. Su estructura es compacta casi esférica

35. Ante una sospecha de Brucella, ¿en que medio cultivaremos una muestra de sangre?

a. Medio Löwenstein-Jensen

b. Medio agar verde brillante

c. Medio Castañeda

d. Medio Saboureaud

CLAVE DE RESPUESTAS

1 C	10 C	19 B	28 B
2 D	11 B	20 D	29 C
3 D	12 C	21 B	30 C
4 B	13 D	22 B	31 B
5 D	14 D	23 C	32 B
6 C	15 C	24 D	33 A
7 D	16 C	25 A	34 B
8 B	17 C	26 A	35 C
9 D	18 B	27 C	

1. Uno de estos principios tiene su acción antimicrobiana por inhibición de las funciones de la membrana celular:

a. Penicilinas
b. Colistina
c. Tetraciclinas
d. Rifanpicina

2. Cuál de los siguientes principios tiene su acción antimicrobiana por inhibición de la síntesis del ácido nucleico:

a. Nistalina
b. Aminoglucosidos
c. Sulfonamidas
d. Cefalosporinas

3. En cuanto a la morfología y estructura ¿Qué diferencia notabe puede haber entre células procariotas y las eucariotas?

a. Las células procariotas tienen varios cromosomas
b. En las células procariotas no existe un núcleo evidente
c. Las células procariotas no tienen ADN
d. Las células eucariotas poseen un sólo cromosoma

4. ¿Qué debemos tener en cuenta para clasificar las bacterias Gramnegativas y Grampositivas?

a. La pared celular
b. El ADN
c. Los Ribosomas
d. Los Cromosoma

5. El bacteriólogo que sesarrollo el método para diferenciar los microorganismos Grampositivos de los Gramnegativos fué?

a. Rober Gram
b. Albert Gram
c. Cristian Gram
d. Cristian Wraith

6. Los cocos que aparecen por parejas se llaman

a. Estafilococos
b. Estrectococos
c. Diplococos
d. Bacilos

7. Cuando los bacilos son curvados se llaman

a. Fusiformes
b. Vibriones
c. Curbilíneos
d. Cocobacilos

8. Uno de estos microorganismos pueden crecer solo en ausencia de oxígeno

a. Aerobios estrictos
b. Organismos facultativos
c. Anaeroides estrictos
d. Bacilo tuberculoso

9. ¿Cuáles son las propiedades distintas de los virus?

a. Su organización simple
b. Su mecanismo de replicación
c. Su membrana celular
d. A y B son correctas

10. ¿Qué tipo de viru se replican en el indestino y son transmitidos por vía oral-fecal?

a. Enterovirus
b. Togavirus
c. Virus herpes
d. Buniavirus

11. Uno de los siguientes protozoos, se encuentra en el tracto Urogenital:

a. Entamoeba
b. Tripanosoma
c. Pneumocystis
d. Trichomonas

12. El elemento principal de crecimiento de los mohos es

a. Levadura
b. Hongo
c. Hifa
d. ADN

13. ¿Qué clase de hongos constituyen la mayorías de los patógenos humanos?

a. Ascomicetos
b. Ficomicetos
c. Basidiomicetos
d. Deuteromicetos

14. Los protozoos ciliados

a. Se mueven mediante extensión de pseudopodos
b. Tienen formaredondeada
c. Se mueven mediante agitación de muchos cilios
d. Se mueven mediante extensión de pseudopodos

15. En el sistema nervioso central,¿qué tipo de protozoo podemos encontrar?

a. Toxoplasma
b. Pneumocystis
c. paludismo
d. Trichimonas

16. Flora indígena o normal del cuerpo son aquellos microorganismos que se encuentran:

a. en el organismo y perjudican su integridad
b. en el organismo sin perjudicar su integridad
c. fuera del organismo
d. en las zonas estériles del cuerpo

17. Producto antimicrobiano que inhibe el crecimiento de microorganismos

a. Patogénicos
b. Bactericidas
c. Bacteriostáticos
d. Fungicidas

18. Un fármaco de amplio espectro:

a. Es un fármaco bactericida
b. Son los fármacos eficaces contra escasa variedad de gérmenes
c. Son los fármacos eficaces contra gran variedad de gérmenes
d. Son los fármacos con muchos efectos secundarios

19. ¿Qué emplearemos con un paciente alérgico a las penicilinas?

a. Ácido clavulámico
b. Eritrocina
c. Amoxicilina
d. Amplicina

20. Productos antimicrobianos que destruyen el microorganismo causando su muerte:

a. Se le llama fungicida
b. Se le llama antimicrobiano de amplio espectro
c. Se le llama bacteriostático
d. Se le llama bactericida

21. Qué principio tiene su acción antimicrobiana por inhibición de las funciones de la pared celular:

a. Penicilinas
b. Colistina
c. Tetraciclinas
d. Rifanpicina

22. La vía de la administración de la penicilina G es

a. Intramuscular
b. Oral
c. Sublingual
d. Subcutánea

23. La vía para la eliminación principal de las penicilinas es:

a. Vía aérea
b. Vía rectal
c. Vía vaginal
d. Vía renal

24. Señala cual de las siguientes bacterias Gramnegativas son cocos:

a. Yersinia
b. Vibrio
c. Psudomonas
d. Neisseria

25. ¿Cuál es el elemento que da movilidad a las bacterias?

a. Pili
b. Cápsula
c. Membrana citoplasmática
d. Flagelos

CLAVE DE RESPUESTAS

1 B	6 C	11 D	16 B	21 A
2 C	7 B	12 C	17 C	22 D
3 B	8 C	13 D	18 C	23 D
4 A	9 D	14 C	19 A	24 D
5 C	10 A	15 A	20 D	25 D

1. Señala la correcta

a. Es imposible relacionar el contenido de nitrógeno proteico con el de proteina
b. Las enzimas no pueden componerse de proteina
c. El contenido medio de nitrógeno por 6,25 nos da el total aproximado de proteina
d. Cada proteina nos aporta 6,25 cal

2. Los aminoácidos esenciales son

a. los que puede sintetizar el organismo
b. los que no puede sintetizar el organismo
c. tirosina y ácido glutámico
d. todos los aminoácidos puede sintetizarlos el organismo

3. El punto isoeléctrico

a. es el pH en el que los aminoácidos tienen carga eléctrica cero
b. los aminoácidos tienen carga eléctrica + en este punto
c. los aminoácidos tienen carga eléctrica - en este punto
d. este punto no depende del pH ni de los aminoácidos

4. El enlace peptídico

a. es un enlace típico de los azúcares
b. destruye los peptidos y polipeptidos
c. se obtiene por síntesis en el laboratorio
d. se forma al reaccionar el grupo -NH2 de un aminoácido y el carboxilo de otro.

5. Cuantitativamente la principal forma de excreción de nitrógeno es

a. creatinina   b. proteínas urinarias
c. uratos   d. urea

6. Uno de los enlaces covalentes propuestos es importante para la estructura proteica:

a. enlace o-glucosídico
b. enlace iónico
c. puentes disulfuro
d. enlace hemiacetálico

7. Cuando calentamos por encima de 60°C o sometemos a pH extremos a las proteínas:

a. se desnaturaliza pero no pierde sus propiedades
b. se desnaturaliza perdiendo su actividad biológica.
c. no se desnaturaliza
d. no habremos destruido su estructura 3a

8. Si sometemos a una proteína a cambios de temperatura y pH no muy extremos podría suceder que:

a. destruimos las cadenas alfa y beta pero no las demás
b. hidrolizamos la proteina
c. de la proteína original obtenemos otra nueva
d. al volver a las condiciones originales la proteína recupera su actividad biológica

9. Podemos clasificar las proteínas por

a. su forma externa
b. sus funciones
c. su estructura
d. todas las anteriores

10. Las proteínas en el estómago:

a. se absorben en la sangre y van al músculo a dar energía
b. se hidrolizan en sus aminoácidos correspondientes
c. no se hidrolizan en sus aminoácidos correspondientes
d. ninguna respuesta es correcta

11. El balance de N nos da idea de

a. relación entre proteínas ingeridas y eliminadas.
b. cantidad de proteína total que hay en sangre
c. proteínas totales
d. relación entre proteínas y aminoácidos

12. ¿En qué casos hay balance de nitrógeno +?

a. enfermedades crónicas
b. niños
c. procesos de inanición
d. dietas

13. Los aminoácidos esenciales

a. provienen de la síntesis en la célula
b. provienen de la dieta, no los sintetiza el organismo
c. se obtienen por degradación de las proteínas
d. son los aminoácidos fundamentales

14 Aparece mioglobina en orina en

a. síndrome de aplastamiento
b. infarto de miocardio
c. quemaduras
d. Todas son correctas.

15. Podemos determinar las proteínas totales mediante

a. ninhidrína
b. Kjeldahl
c. refractometría
d. todos los métodos sirven

16. El método Biuret, sirve para

a. determinar azucares
b. cuantificar grasas
c. cuantificar proteínas.
d. cuantificar aminoácidos esenciales

17 En la reacción del Biuret

a. calentamos el compuesto a analizar a 180°C, en medio alcalino una y presencia de Cu++
b. los péptidos y las proteínas desarrollan colores diferentes
c. necesitamos el reactivo llamado Biuret
d. Todas son correctas

18 Las proteínas tienen carga cero en su

a. punto isoeléctrico   b. punto cero
c. punto isoforético   d. se da a pH 7

19 Señala la utilidad del método Biuret

a. determinación de azúcares
b. diferenciación de globulinas
c. determinación de proteínas totales
d. ninguna es correcta

20 Las gamma globulinas serán normales en

a. ictericia obstructiva,
b. hepatitis activa crónica
c. carcinoma
d. A y C son correctas.

21 ¿Qué proteina no es típica del músculo?

a. miosina   b. proteina C
c. actina   d. mioglobina

22 Detectamos la mioglobina en:

a. suero   b. orina
c. linfa   d. A y B

23 Determinamos mioglobina mediante:

a. aglutinación con Anti-mioglobina unida al látex
b. RIA
c. espectrofotometría
d. A y B

24 Las proteínas por hidrólisis nos darán:

a. ácidos
b. iones OH-
c. aminoácidos
d. ningún compuesto de los anteriores

25 Señala una función de las proteínas:

a. estructural   b. de defensa
c. de transporte   d. Las tres lo son

26 En la reacción del Biuret el compuesto de cobre (II) que se forma es de color:

a. rojo   b. azul
c. verde   d. amarillo

27 Cuando hablamos de proteinuria en el sedimento urinario, es porque hay presencia de:

a. leucocitos   b. cilindros
c. bacterias   d. levaduras

28 Señala el valor normal de las proteínas en plasma

a. 9 mg%   b. 4-5 mg%
c. 6,5-7,5 mg%   d. 9-10 mg%

29 El punto isoeléctrico es

a. El pH al cuál la partícula no se mueve
b. El pH al cuál la partícula migra al ánodo
c. El pH al cuál la carga neta de la partícula es cero
d. A y C son ciertas

30 Cuando las partículas alcanzan el punto isoeléctrico

a. Migran hacia el cátodo
b. Migran hacia el ánodo
c. Su movilidad es nula.
d. Se desnaturalizan

31 En el trazado en forma gráfica de la electroforesis, la altura de los picos es proporcional a la...:

a. Densidad de la banda
b. Anchura de la banda
c. Intensidad de color de la banda
d. A y C son ciertas

32 La electroendósmosis

a. Es un problema generado por los medios de soporte con una cargas superficiales.
b. Es un problema generado por el tampón
c. Es un problema generado por la aplicación de alto voltaje
d. Es un efecto de calentamiento

33 El orden de migración de mayor a menor en las proteínas es

a. Albúmina, g. al, a2, b
b. g, b, a2, al, albúmina
c. Albúmina, al, a2, b, g
d. Ninguna de las anteriores es cierta

34 La región gamma

a. No es una banda definida
b. Abarca desde el punto de aplicación hasta las a2 globulinas
c. Contiene las inmunoglobulinas
d. Todas las anteriores son ciertas.

35 El fibrinógeno

a. Aparece en pacientes anticoagulados y en las regiones beta y una gamma
b. Se detecta en muestras de plasma
c. Se puede confundir con una banda monoclonal
d. Todas las anteriores son ciertas

36 Las inmunoglobulinas contienen

a. Dos cadenas ligeras y dos pesadas
b. Una cadena ligera y una pesada
c. Una cadena ligera y dos pesadas
d. Dos cadenas ligeras y una pesada

37 El mieloma múltiple

a. Es una proliferación neoplastia de muchos clones de células
b. Da lugar al componente monoclonal
c. Puede dar lugar a proteinuria de Bence-Jones
d. B y C son ciertas.

38 De las proteínas plasmáticas, es cierto que

a. Tienen naturaleza anfotérica
b. en el plasma se obtienen resultados algo mas elevados que en suero por la presencia de fibrinógeno
c. Al conjunto de proteínas del plasma se llama proteínas totales plasmáticas séricas
d. Todas las anteriores son ciertas

39 ¿Cuáles de estas son funciones de las proteínas

a. Nutrición celular, soporte y vehículo
b. Participan en la coagulación
c. Sistema tampón
d. Todas las anteriores son ciertas

40 En que patología podemos encontrarnos con unas proteínas séricas disminuidas

a. Síndrome nefrótico
b. Plasmocitoma
c. Diarrea crónica
d. A y B son ciertas

41 Sobre la albúmina:

a. Se produce un aumento en la deshidratación
b. Los niveles están disminuidos en la cirrosis avanzada
c. En una substancia compuesta de carbono, oxígeno, hidrógeno y azufre
d. Todas las anteriores son ciertas

42 El método del Biuret para la determinación de proteínas totales en plasma es..

a. Cinético-colorimétrico
b. Enzimático-colorimétrico
c. Cinético-enzimático-Ultravioleta
d. Colorimétrico a punto final

43 El método del verde de bromocresol se emplea para la determinación sérica o plasmática de..

a. Proteínas totales
b. Microglobulinas
c. Inmunoglobulinas
d. Albúmina

44 El análisis de proteínas por medio de tiras reactivas presenta una serie de características todas ellas ciertas, excepto:

a. Es menos específico que el ácido sulfosalicílico
b. Valora preferentemente la albúmina
c. Se influye por orinas muy tamponadas '
d. Da falsos positivos en presencia de contrastes radiológicos

45 NO es un método adecuado para la determinación de proteínas

a. Biuret   b. Tricloroacético
c. Hexokinasa   d. Kjeldahl

46 Las globulinas «beta» presentes en el plasma

a. Presentan una mayor movilidad electroforética que la Albúmina
b. Poseen una mayor carga neta negativa que las globulinas alfa-1
c. Poseen una menor carga neta negativa que las globulinas alfa-1
d. En el trazado electroforético del plasma, migran entre la banda de la globulinas alfa-1 y la banda de la Albúmina

47 ¿Cuál de las siguientes fracciones proteicas no corresponde a la fracción de las alfaglobulinas?

a. Transferrina   b. Transcobalamina
c. Protrombina   d. Ceruloplasmina

CLAVE DE RESPUESTAS			
1 C	13 B	25 D	37 D
2 B	14 D	26 B	38 D
3 A	15 D	27 B	39 D
4 D	16 C	28 C	40 D
5 D	17 D	29 D	41 D
6 C	18 A	30 C	42 D
7 B	19 C	31 D	43 D
8 D	20 D	32 A	44 A
9 D	21 B	33 C	45 C
10 B	22 D	34 D	46 C
11 A	23 D	35 D	47 A
12 B	24 C	36 A	

TEST 21. ANDALUCÍA

1. Lola y Rafael son una pareja de 36 años que desean tener hijos. Ante la imposibilidad de llegar a término el embarazo en cuatro ocasiones, ambos deciden hacerse los estudios pertinentes de fertilidad hasta que consiguen lograrlo con éxito, mediante fecundación. Lola es de grupo sanguíneo A Negativo, mientras que Rafael es de grupo O Positivo. Además, Lola está preocupada por que tiene antecedentes familiares de abortos repetidos, por lo que se presta a hacerse estudios previos para ver posibles anomalías congénitas del feto, planteándose en un primer momento la posibilidad del aborto, abandonando esta decisión tras hablar con Rafael. Después del nacimiento del hijo, éste sufre una ligera infección, aunque es diagnosticada a tiempo por el Servicio de Salud y radicada mediante un tratamiento con amoxicilina y ácido clavulánico. De entre las posibles enfermedades responsables de infertilidad masculina que se le podrían hacer, no está contemplada:

a. Criptorquidia
b. Varicocele
c. Anticuerpos antiespermatozoides
d. Epididimitos aguda

2. Entre los estudios de fertilidad, se quiere estudiar si el hombre tiene espermatocitos que no llegan a ser espermatozoides, por lo que es estéril (XXY). Esto se conoce como:

a. Síndrome de Klinefelter
b. Alteraciones morfológicas
c. Alteraciones en la cantidad de ADN
d. Alteración química

3. ¿En qué fase de maduración del espermatozoide éste pasa de tener 46 a 23 cromosomas?

a. Espermatocito primario
b. Espermátida
c. Espermatocito secundario
d. Espermatozoide

4. La unión de las células sexuales se producirá en:

a. Pabellón de las Trompas de Falopio
b. Istmo
c. Ampolla de las Trompas de Falopio
d. Útero

5. El semen recogido contiene líquido seminal, el cual proviene de:

a. Epidídimo
b. Tubos seminíferos
c. Vesículas seminales

6. Los espermatozoides son considerados como célula:

a. Diploide   b. Haploide
c. Cigota   d. de 46 cromosomas

7. Si observamos un color verdoso en el líquido amniótico, se debe a:

a. Bilirrubina en altas concentraciones
b. Sangre, muerte fetal
c. Presencia de meconio, hipoxia fetal
d. Normal

8. Durante la formación de las células sexuales, el periodo entre la primera y la segunda división de la meiosis se denomina:

a. Profase II   b. Intercinesis
c. Metafase II   d. Anafase II

9. ¿En qué fase de la división meiótica se produce la división de las dos células en cuatro?

a. Anafase II   b. Profase II
c. Telofase II   d. Metafase II

10. Para las pruebas de fertilidad, el paciente deberá recoger la muestra en:

a. En un bote de polietileno
b. En un recipiente estéril de 100 ml
c. En un recipiente de vidrio de boca ancha
d. En cualquiera de ellos pasándolo, a uno de vidrio tras licuación

11. La muestra de semen ha de entregarla el paciente:

a. Antes de 4 horas a 37 ºC
b. A lo largo de la mañana a temperatura ambiente
c. Antes de 3 horas
d. En cuanto sea recogida y conservada en frío

12. El pH normal del semen está comprendido entre:

a. 6,8-7   b. 7-8   c. 7,2-8   d. 7,4-8

13. Durante el estudio de las secreciones del semen, ¿Cuál de las siguientes respuestas es falsa?

a. La secreción prostática es ácida

b. La fosfatasa ácida es una secreción prostática

c. La secreción prostática es alcalina

d. La lecitina es una secreción testiculoepididimaria

14. Durante el estudio de la morfología, qué método NO se utiliza:

a. de Giemsa   b. de la tinción vital

c. de Papanicolau   d. de Shorr

15. Realizamos el recuento de espermatozoides, utilizando como líquido diluyente:

a. Solución de Giemsa

b. Solución de Shorr

c. Solución de Macomber y Saunders

d. Azul de cresilo

16. Durante el estudio de la vitalidad, es normal encontrarnos con un recuento de espermatozoides vivos móviles:

a. Mayor al 60%   b. Igual al 40%

c. Hasta un 30%   d. Mayor a un 25%

17. Durante dicho estudio de vitalidad y con una tinción de eosina-nigrosina, los espermatozoides vivos aparecerán:

a. Teñidos de rosa sobre un fondo negro

b. Sin teñir sobre un fondo negro

c. Sin teñir sobre fondo rosa

d. Teñidos de negro sobre fondo rosa

18. En el estudio de vitalidad, utilizamos como reactivo:

a. Azul de metileno

b. Solución de Macomber y Saunders

c. Azul de cresilo

d. Solución de Giemsa

19. Si estudiamos la movilidad de los espermatozoides y nos encontramos con una actividad escasa y movimientos lentos, entraría en la clasificación de Grado:

a. I   b. II   c. III   d. IV

20. En el estudio del moco cervical en la mujer, las características durante el periodo de ovulación son:

a. Transparente y con mayor capacidad de cristalización, conteniendo mayor cantidad

b. Escaso, espeso y turbio

c. Fluido y claro, siendo la fase de mayor creación de moco

d. Fluido y espeso

21. El moco cervical durante la fase de ovulación:

a. Es de un pH entre 6,8 y 7,2 con una cantidad de glucosa elevada

b. pH de 7-8,5 y glucosa superior a los 200 mg/dl

c. pH ligeramente ácido y glucosa similar a la sanguínea

d. pH ligeramente alcalino y glucosa similar a la sanguínea

22. Durante la fecundación, el espermatozoide se introducirá en el óvulo gracias a la acción de:

a. Glucuronidasa

b. Hialuronidasa

c. Mitocondrias del cuello

d. ADNasa

23. Tras el inicio de la fecundación, la anidación del huevo fecundado se produce en una zona concreta del útero:

a. Estructura del Miometrio del útero

b. Estructura del Endometrio del útero

c. Ampolla de las Trompas de Falopio

d. Estructura adventicia del útero

24. Los cromosomas que llevan el mismo tipo de genes son

a. heterólogos   b. homólogos

c. Diploides   d. Haploides

25. La definición de Individuo Homocigótico es:

a. Individuo que tiene dos alelos iguales, cada uno localizado en uno de los dos cromosomas homólogos

b. Individuo que tiene un alelo igual, cada uno localizado en uno de los dos cromosomas homólogos

c. A y B son correctas

d. Individuo que tiene los dos alelos distintos en los respectivos cromosomas homólogos

26. La técnica Southern Blott se usa:

a. para la desnaturalización de DNA

b. para marcar las sondas del DNA

c. para fijar el DNA

d. para la localizar determinadas secuencias en el DNA génomico

27. En el análisis de la expresión génica, ¿quién hace de intermediario entre un gen y una proteína?

a. El DNA

b. El RNA

c. El RNA mensajero (mRNA)

d. Todas son falsas

28. ¿Qué es un clon?

a. Recombinación in Vitro de un gen o fragmento de DNA

b. Colonia de bacterias idénticas entre sí

c. Colonia de bacterias y virus idénticas entre sí

d. Es el que contenga un vector de DNA

29. Al exceso o pérdida de uno o más cromosomas, se denomina:

a. Deleciones

b. Aneuplodías

c. Translocaciones

d. Transposición robertsoniana

30. El Síndrome de Down,

a. Se denomina también "Trisomía 21"

b. Su cromosoma es el más pequeño de los cromosomas autosómicos

c. Se deben de translocación robertsoniana y mosaicismo

d. Todas son correctas

31. ¿Qué elemento se utiliza para el marcaje durante la hibridación?

a. Una enzima

b. Una sonda

c. Un isótopo radiactivo

d. Una base modificada

32. Durante la fecundación "in Vitro" la secuencia sería:

a. Fecundación de ovocitos, estimulación, captación y transferencia de embriones

b. Estimulación de la ovulación, captación de ovocitos, fecundación y transferencia de embriones

c. Fecundación de ovocitos, captación, estimulación y transferencia de embriones

d. Captación de ovocitos, transferencia de embriones, estimulación y fecundación

33. Para lograr la estimulación de la ovulación, en la fecundación "in Vitro", utilizamos como hormona:

a. Estrógenos   b. Progesterona
c. hCG   d. Testosterona

34. Con objeto de disminuir los riesgos materno fetales y evitar el estrés de los padres, se da la posibilidad de realizar el diagnóstico prenatal, que sería:

a. Cordocentesis   b. Fetoscopia
c. Amniocentesis   d. Biopsia corial

35. El médico le ofrece la posibilidad de visualizar directamente al feto vía transabdominal, con objeto de obtener tejidos fetales y visualizar anomalías, esta prueba se llama:

a. Cordocentesis   b. Biopsia corial
c. Fetoscopia   d. Amnioscopia

36. A pesar de las posibilidades y con objeto de de establecer un diagnóstico precoz, se realiza una amniocentesis, que ha de realizarse:

a. Entre la 8-12 semanas
b. Entre la 14 y 18 semanas
c. A partir de la 10
d. A partir de 2 meses

37. Siendo una prueba de alto riesgo, es informada debidamente por el médico, optando Lola por cumplimentar la "declaración de voluntad vital anticipada", aprobada en Andalucía según:

a. Ley 41/2002, 14 de noviembre
b. Ley Orgánica 3/1986, 14 de abril
c. Ley 55/2003, 16 de diciembre
d. Ley 5/2003, 9 de octubre

38. La muestra de líquido amniótico se centrifugará, no utilizándose el sobrenadante para:

a. Determinación bioquímica
b. Estudios de infección uterina
c. Cultivos celulares
d. Rh

39. El estudio cromosómico del líquido amniótico está indicado para numerosas indicaciones, según protocolo, salvo para:

a. Historia familiar de anomalías cromosómicas estructurales
b. Enfermedad genética ligada al sexo
c. Edad materna avanzada, sobre todo si es superior a los 35 años
d. Enfermedades de herencia mendeliana

40. Con objeto de realizar un seguimiento del estado fetal y de la adecuada funcionalidad placentaria de Lola, se realizan una serie de determinaciones, entre las que no se encontraría:

a. AFP   b. Estriol   c. hCG   d. HLP

41. Los valores máximos de la hCG se detectan hasta la semana:

a. 8   b. 12   c. 18   d. 20

42. El temor de la pareja ante una posible Toxemia podrá realizarse hasta el final del embarazo mediante la determinación de:

a. AFP   b. Hipotiroidismo
c. HLP   d. Estriol

43. Para valorar la madurez pulmonar fetal, se determina:

a. Albúmina   b. Lecitina
c. Lactato   d. Cociente IgG/Albúmina

44. Pero sobre todo, la mayor preocupación es la edad materna de Lola, superior a los 35 años y que podría inducir en el feto Síndrome de Down, junto a:

a. Niveles bajos de hCG
b. Niveles bajos de hCG y altos de AFP y estriol no conjugado
c. Niveles elevados de hCG y bajos de AFP y estriol
d. Niveles bajos de hCH, estriol y AFP

45. Lola se plantea el aborto por graves taras físicas o psíquicas del feto. Puede proceder al aborto eugenésico antes de qué semana:

a. 12   b. 20   c. 22   d. 28

46. Aún así, prefiere seguir con el embarazo adelante, rogando la confidencialidad del caso, con arreglo a la Ley de Autonomía del Paciente, recogida mediante Ley de:

a. Ley Orgánica 3/1986, 14 de abril
b. Ley 41/2002, 14 de noviembre
c. Ley 55/2003, 16 de diciembre
d. Ley 29/2006, 26 de julio

47. Para el estudio del cariotipo, se realiza la determinación en sangre total, utilizando como anticoagulante:

a. EDTA   b. Heparina de Litio
c. Citrato sódico   d. Oxalato potásico

48. Como última prueba se realiza a la madre la Prueba de Coombs, estando indicada para varias determinaciones, salvo para:

a. Grupo sanguíneo
b. Rh
c. Cultivos celulares
d. Anticuerpos anti-Rh en sangre maternal

49. Una de las principales complicaciones fetales es el hipotiroidismo, el cual puede ser estudiado a través de:

a. TSH en sangre de cordón umbilical
b. Sangre fetal después del 5º día de haber comenzado con alimentación
c. TSH en sangre periférica antes de las 48 horas de haber nacido
d. A y C son correctas

50. El retraso mental neonatal por intoxicación cerebral, se medirá mediante el estudio de:

a. Fenialanina en sangre
b. Déficit de la hormona T4
c. Déficit de TSH
d. Aumento de T4

51. Ante la proximidad del parto, Lola pasa a realizarse el preoperatorio en una de sus últimas revisiones, no debiendo realizarse la extracción de sangre con citrato sódico para:

a. Estudio de la coagulación
b. Estudio de la VSG
c. Estudio de la función plaquetaria
d. Determinación de sodio y potasio

52. Previniendo un riesgo de anemia hemolítica, opta por conocer antes del parto el grupo sanguíneo fetal, mediante una:

a. Amniocentesis   b. Biopsia corial
c. Cordocentesis   d. Amnioscopia

---

53. La prueba del Du resulta ser positiva, considerándose:

a. Rh positivo, por antígeno débil
b. Rh negativo por gen amorfo o silencioso
c. Antígeno D incompleto y, por tanto, Rh negativo
d. Se considera a todos los efectos como Rh negativo

54. Durante el estudio del Rh es FALSO que:

a. Suelen ser IgG calientes
b. En el sistema Rh no existen aglutininas naturales
c. Se considera el fenotipo dd como Rh negativo
d. Se considera el fenotipo Dd como Rh negativo

---

55. Para prevenir la inmunización de la madre durante el parto, a Lola se le debe administrar:

a. Anticuerpos anti-D antes de una semana
b. Anticuerpos anti-D antes de las 72 horas
c. Inmunoglobulina anti-D durante la semana posparto
d. Anticuerpos anti-D un mes antes del parto

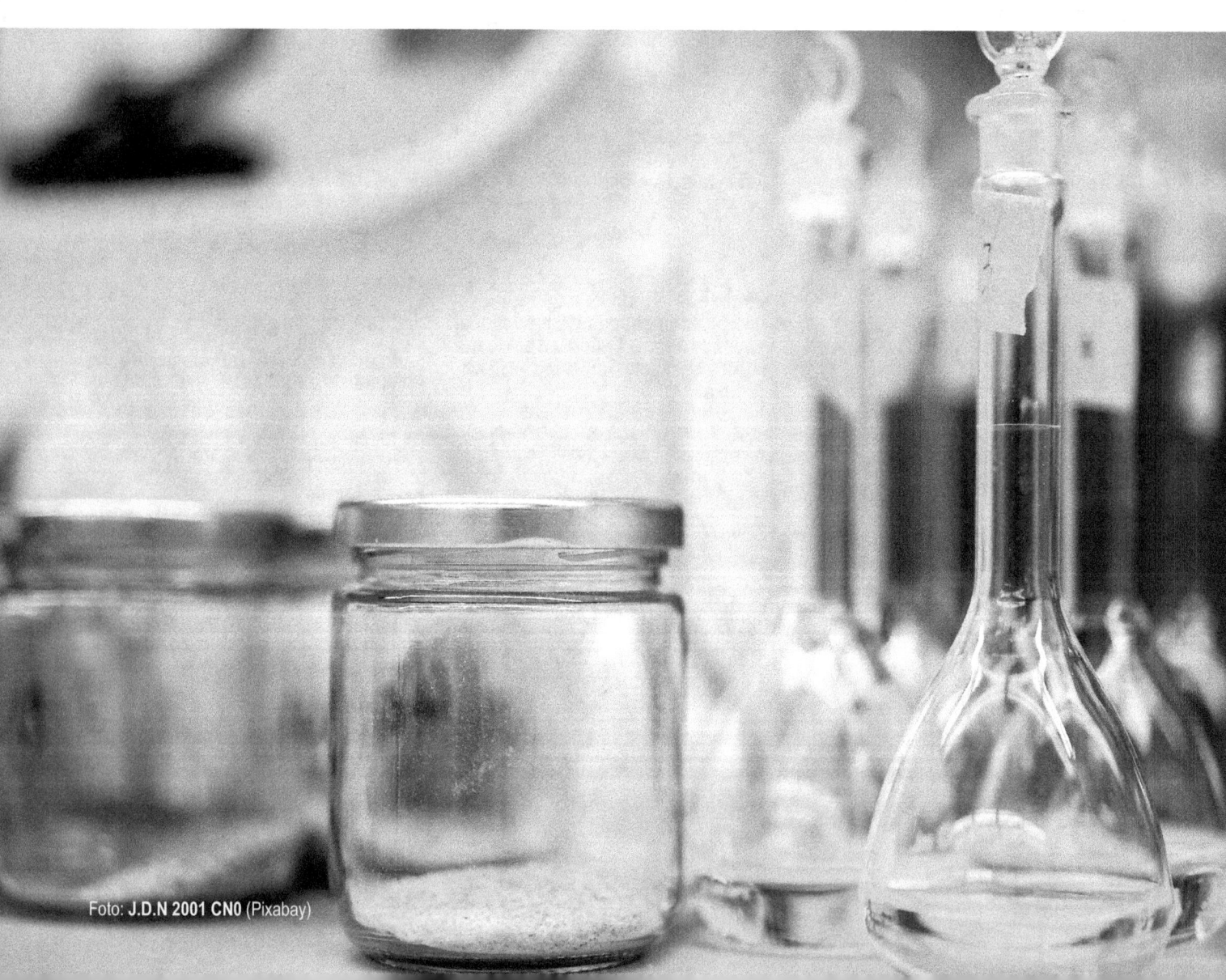

Foto: **J.D.N 2001 CN0** (Pixabay)

1. Al realizar la electroforesis de proteínas séricas es fundamental saber que éstas son sustancias anfóteras (anfolitos) y por tanto cuando el pH del tampón empleado...

a. ...es mayor que el «punto una isoeléctrico» de una proteína, ésta se carga negativamente y migra hacia el ánodo

b. ...es mayor que el «punto isoeléctrico» de una proteína, ésta se carga negativamente y migra hacia el cátodo

c. ...es menor que el «punto isoeléctrico» de una proteína, ésta se carga negativamente y migra hacia el ánodo

d. ...es menor que el «punto isoeléctrico» de una proteína, ésta se carga negativamente y migra hacia el cátodo

2. ¿Cuál de las siguientes fracciones proteicas no corresponde a la fracción de las alfaglobulinas?

a. Transferrina   b. Transcobalamina

c. Protrombina   d. Ceruloplasmina

3. La proteína C reactiva, es

a. Una beta-globulina

b. Un componente del sistema del complemento

c. Un reactante de fase aguda

d. Ninguna de las respuestas anteriores es correcta

4. Fracción proteica que más se desplaza en la electroforesis de las proteínas séricas:

a. a   b. Albúmina   c. B   d. Y

5. Método colorimétrico de determinación de proteínas séricas y/o urinarias:

a. Biuret   b. Tricloroacético

c. Folin Wu   d. Erlich

6. La velocidad de cada fracción proteica en una separación electroforética depende de

a. El campo eléctrico

b. La carga de cada fracción

c. La viscosidad del medio

d. Todas son ciertas

7. Proteína sérica más abundante:

a. Gamma globulina   b. Bence Jones

c. Albúmina   d. Fibrinógeno

8. Un valor aumentado de albúmina en suero indica

a. Que se ha realizado mal la determinación

b. Inflamación

c. Alteración hepática

d. Que se trata de una embarazada

9. Los diferentes alfa-aminoácidos se diferencian entre sí

a. Por su cadena lateral (R) unida al carbono alfa

b. Por su cadena lateral (R) unida al grupo COOH

c. Por su cadena lateral (R) unida al grupo NH2

d. Por la cantidad de cadenas laterales que contienen

10. El pH al que un aminoácido tiene carga neta cero se denomina

a. pH neutro   b. pH isométrico

c. pH isotónico   d. Punto isoeléctrico

11. El enlace peptídico se forma por la unión entre dos aminoácidos, a través de

a. SuS grupos carboxilo

b. Sus grupos amino

c. El grupo carboxilo de uno con el grupo alfa-amino de otro

d. El grupo carboxilo de uno y la cadena lateral de otro

12. Se denomina estructura primaria de una proteína

a. A su secuencia de aminoácidos

b. A su disposición en el aspecto

c. A las subunidades que la componen

d. A todas ellas

13. El método de elección para la determinación de proteínas totales en suero en el laboratorio clínico es:

a. Biuret

b. Precipitación con ácido tricloroacético

c. Kjeldahl

d. Absorción al UV

14. Los métodos turbidimétricos se emplean para la cuantificación de proteínas

a. Suero   b. LCR

c. Orina   d. La B y la C

15. No es una proteína del músculo esquelético

a. Actina   b. Miosina

c. Mioglobina   d. Hemoglobina

16. El hierro es transportado en el organismo unido a

a. Ferritina   b. Transferrina

c. Transcobalamina   d. Ceruloplasmina

17. El hierro se almacena unido a

a. Transferrina   b. Ferritina y hemosiderina

c. Ceruloplasmina   d. Haptoglobina

18. El porcentaje normal de saturación de transferrina ronda el

a. 30%   b. 50%   c. 70%   d. 90%

19. Indique la afirmación falsa respecto a la concentración de ferritina en suero

a. Disminuye en los estados carenciales de hierro

b. Aumenta en los estados carenciales de hierro

c. Existe una correlación directa entre ésta y la cantidad de hierro almacenado

d. Aumenta en procesos inflamatorios agudos y ciertos tumores

20. Se puede encontrar hierro en

a. Hemoglobina   b. Mioglobina

c. Citocromos   d. Todos.

21. La elecroforesis del suero en acetato de celulosa separa las proteínas séricas en función de:

a. Su forma

b. Su peso molecular

c. Su carga

d. Su carga y su peso molecular

22. La fracción mayoritaria del proteinograma que resulta de la electroforesis de proteínas séricas es:

a. Albúmina   b. Alfa-globulinas

c. Beta-globulinas   d. Gamma-globulinas

23. ¿Qué fracción de proteínas migra más rapidamente en la electroforesis de proteínas en acetato de celulosa, a pH 8,6?

a. Albúmina   b. Alfa-globulinas

c. Beta-globulinas   d. Gamma-globulinas

24. Se emplean como colorantes en la electroforesis de proteínas:

a. Rojo Ponceau   b. Negro amido
c. Sudán B   d. La A y la B

25. La haptoglobina migra en la electroforesis de proteínas en la fracción:

a. Alfa-1-globulinas   b. Alfa-2-globulinas
c. Beta-globulinas   d. Gamma-globulinas

26. El componente mayoritario de la fracción alfa-1-globulinas del proteinograma sérico

a. Albúmina   b. Haptoglobina
c. Transferrina   d. Alfa-antitripsina

27. La transferrina migra en la electroforesis de proteínas séricas en la fracción

a. Alfa-1-globulina   b. Alfa-2-globulina
c. Beta-globulina   d. Gamma-globulina

28. En una electroforesis de proteínas realizada sobre una muestra de plasma, aparecerá una banda anormal en la región...:

a. ...beta-gamma, correspondiente a fibrina
b. ...beta-gamma, correspondiente a fibrinógeno
c. ...alfa, correspondiente a fibrina
d. ... alfa, correspondiente a fibrinógeno

29. Un solapamiento característico entre las fracciones beta y gamma-globulinas en la electroforesis de proteínas séricas sugiere:

a. Inflamación aguda
b. Cirrosis
c. Gammapatía monoclonal
d. Síndrome nefrótico

30. La glucogénesis es un proceso consistente en

a. Formación de glucógeno, molécula que constituye el almacén de glucosa en hígado y músculo
b. Degradación de glucosa para obtener energía
c. Degradación de glucógeno para obtener glucosa
d. Formación de glucosa a partir de moléculas que no son hidratos de carbono

31. El cobre se transporta en sangre mediante la

a. Ceruloplasmina   b. Albúmina
c. Alfa-1-antitripsina   d. A y B son ciertas

32. La cifra normal de proteínas totales en suero es aproximadamente

a. 7 mg/dl   b. 7 g/dl
c. 70 g/l   d. B y C son correctas

33. El método de biuret es una técnica para...

a. ...la determinación de triglicéridos
b. ...el fraccionamiento proteico
c. ...la medida de proteínas totales
d. ...la determinación de urea

34. Las siguientes hormonas intervienen en la regulación de los niveles de glucosa sanguínea:

a. Insulina   b. Glucagón
c. Cortisol   d. Todas

35. ¿De qué depende la carga neta de una partícula en solución?

a. De la fuerza que ejerce el campo eléctrico
b. Del pH y la fuerza iónica del tampón
c. Del tamaño y forma de la partícula
d. Todas son ciertas

36. Se da en todo caso:

a. Los aniones migran hacia el ánodo
b. Los cationes tienen carga positiva
c. Ambas cosas
d. Ninguna de las dos

37. Cuál es FALSA:

a. A pH 8,6 todas las proteínas migran hacia el ánodo
b. El medio soporte habitual para las electroforesis de proteínas séricas es el acetato de celulosa
c. La albúmina es la fracción más negativa
d. Los anticuerpos pertenecen al grupo de las globulinas alfa

CLAVE DE RESPUESTAS

1 A	11 C	21 C	31 D
2 A	12 A	22 A	32 D
3 C	13 A	23 A	33 C
4 B	14 D	24 D	34 D
5 A	15 D	25 B	35 D
6 D	16 B	26 D	36 B
7 C	17 B	27 C	37 D
8 A	18 A	28 B	
9 A	19 B	29 B	
10 D	20 D	30 A	

1. Entre las magnitudes analizadas figura el Colesterol HDL- ¿Qué función realizan las lipoproteínas de alta densidad (HDL)?

a. El transporte del colesterol desde los tejidos periféricos al hígado para su eliminación posterior por vía biliar
b. El transporte del colesterol a las células periféricas y que sirve para formar membranas celulares
c. El transporte del colesterol a los órganos y su metabolización por el hígado
d. Ninguna es correcta

2. ¿Qué factor de coagulación inicia la vía intrínseca?

a. II   b. IV   c. VI   d. XII

3. Recibimos también un tubo de tapón celeste con sangre para practicar las pruebas de coagulación. ¿Que anticoagulante es el usado en este tipo de tubos?

a. Heparina sódica   b. EDTA
c. Citrato sódico   d. Heparina litio

4. Cuando hablamos de trombopenia, las plaquetas.

a. ...son superiores a 50.000 /µl
b. ...son inferiores a 150.000 /µl
c. ...están entre 200.000 y 400.000/µl
d. Todas las anteriores son correctas

5. Para valorar el pronóstico de ciertos síndromes anémicos ¿Qué parámetro realizaremos?

a. Eritrocitos   b. Hemoglobina
c. Reticulocitos   d. Linfocitos

6. Con un déficit de vitamina B12 podemos hablar de:

a. Anemia megaloblástica
b. Anemia ferropénica
c. Anemia hemolítica
d. Ninguna de las anteriores es correcta

7. La OMS define la anemia como la disminución de los valores de hemoglobina por debajo de ciertos valores que se sitúan en

a. 15 mg/dl hombres y 12 mg/dl mujeres
b. 18 mg/dl hombres y 15 mg/dl mujeres
c. 13 mg/dl hombres y 12 mg/dl mujeres
d. 15 mg/dl hombres y 15 mg/dl mujeres

8. El resultado final de los ANA ha sido expresado como positivo 1/160 patrón homogéneo. ¿Cuál ha sido la técnica utilizada para obtenerlo?

a. ELISA   b. RIA   c. IFI   d. MEIA

9. Al analizar el tubo de sangre con EDTA en el contador hematológico, encontramos un valor hematocrito disminuido, ¿con que patología está relacionado?

a. Deshidratación primaria
b. Quemaduras
c. Anemia
d. Shock

10. ¿De cuál de los siguientes anticuerpos es característica su presencia en el Lupus eritematoso sistémico?

a. Anticuerpos anti Fosfolípidos
b. Anticuerpos anti Gliadina
c. Anticuerpos anti Nucleares
d. Anticuerpos anti TPO

11. El Lupus eritematoso sistémico es un desorden...

a. ...de carácter contagioso
b. ...del sistema inmunológico
c. ...del sistema epidérmico
d. ...del sistema nervioso

12. Debido a su problema de esterilidad, se le ha realizado entre otras una determinación de prolactina, resultando estar elevada, ¿cuál de las siguientes proposiciones no está relacionada con ésta elevación?

a. Prolactinoma
b. Insuficiencia ovárica
c. Enfermedad hipotalámica
d. Hipotiroidismo

13. Para el estudio de una posible insuficiencia cardiaca ¿cuál de las siguientes pruebas elegiría?

a. Mioglobina
b. Proteina C reactiva
c. Péptido natriurético cerebral (BNP)
d. Creatín Kinasa (CK)

14. Procedemos al análisis de la orina remitida, dentro del cual se nos ha solicitado una osmolalidad, que realizaremos en nuestro osmómetro. ¿En cual de los siguientes principios se basa su funcionamiento?

a. Descenso del punto de congelación
b. Isoelectroenfoque
c. Electrodo diferencial
d. Cromatografía HPLC

15. ¿Qué propiedad de un test relativa a un proceso refleja la proporción de resultados positivos en personas que efectivamente sufren el proceso?

a. Especificidad   b. Sensibilidad
c. Exactitud   d. Precisión

16. Una vez obtenidos los resultados por el autoanalizador, observamos que uno de ellos, a pesar de haber sido diluido automáticamente por el instrumento, sigue estando fuera de rango, por lo que procedemos a realizar una dilución manual de la muestra a 1/10 con suero fisiológico y re análisis para esa magnitud. ¿Cuál de las siguientes proporciones de suero es la correcta?

a. 100 µl de fisiológico + 10 µl de muestra
b. 100 µl de fisiológico + 100 µl de muestra
c. 90 µl de fisiológico + 10 µl de muestra
d. 90 µl de fisiológico + 100 µl de muestra

17. Después de centrifugar la sangre en el tubo con gelosa, observamos que el suero está hemolizado. ¿Con cuales de las siguientes pruebas puede interferir este hecho?

a. Potasio y Sodio   b. Urea y Creatinina
c. Potasio y LDH   d. Glucosa y LDH

18. El analizador principal del laboratorio es discreto y además...

a. Tiene la capacidad de ejecutar pruebas múltiples con una o varias muestras a la vez
b. Tiene mayor capacidad para ejecutar a muestras múltiples una prueba a la vez en un lote
c. Ejecuta a la vez varias muestras que requieren un mismo procedimiento
d. Las respuestas A y C son correctas

19. ¿Qué técnica utilizarías para realizar un proteinograma?

a. Electrografía   b. Centrifugación
c. Electroforesis   d. Electrocéntesis

20. Todos los procedimientos realizados por un laboratorio para la evaluación continua de su trabajo, se denomina:

a. Control externo de calidad
b. Control interno de calidad
c. Control de variables externas
d. Control de veracidad

21. Como deben ser manipuladas las muestras biológicas

a. Sin guantes
b. Como material no infeccioso
c. Como material potencialmente infeccioso
d. Ninguna de las anteriores es correcta

22. Para descartar un posible Lupus Eritematoso Sistémico (LES) se reciben en el laboratorio las muestras que a continuación se relacionan, ¿cuál de ellas es la que debemos procesar en primer lugar?

a. Orina
b. Sangre en jeringa para gasometría
c. Sangre en tubo con gelosa
d. Sangre en tubo con EDTA 3K

23. Los resultados normales de pH en una gasometría oscilan entre:

a. 7.1 – 7.25   b. 7.35 – 7.45
c. 7.25 – 7.31   d. 7.55 – 7.65

CLAVE DE RESPUESTAS			
1 A	7 C	13 C	19 C
2 D	8 C	14 A	20 B
3 C	9 C	15 B	21 C
4 B	10 C	16 C	22 B
5 C	11 B	17 C	23 B
6 A	12 B	18 A	

1. El núcleo de eosinófilos suele ser:

a. Redondeado
b. Ovalado
c. Bilobulado
d. Polilobulado

2. ¿Cuáles son las células menos abundantes en la sangre?

a. Neutrófilos cayados
b. Neutrófilos segmentados
c. Eosinófilos
d. Basófilos

3. En las infestaciones por parásitos es característica:

a. Eosinofilia
b. Basopenia
c. Neutropenia
d. Eosinopenia

4. Para ajustar a 7'2 el pH de una solución tampón utilizaría:

a. Un indicador de pH soluble en el tampón
b. Una tira de papel indicadora de pH
c. Un pH-metro
d. Cualquiera de los tres

5. En la tinción con Azúl-tripán:

a. Los núcleos no teñidos de azul revelan las células muertas
b. Los núcleos teñidos de azul revelan las células vivas
c. Los núcleos no teñidos de azul revelan las células vivas
d. Las células teñidas de azul son las células vivas

6. ¿Cómo se denomina al volumen de orina eliminado por encima de los valores normales?

a. Oliguria
b. Polaquiuria
c. Poliuriad. Disuria

7. ¿Cuál es la cantidad normal de leucocitos en sangre?

a. 2.000-8.000 / microlitro
b. 100-1.000 / microlitro
c. 1.000-2.000 / microlitro
d. 5.000-10.000 / microlitro

8. Según Schilling, qué célula NO es una forma juvenil de neutrófilo:

a. Mielocito
b. Segmentado
c. Metamielocito
d. Cayado

9. Atracción que se ejerce sobre los neutrófilos para atraerlos hacia el foco inflamatorio:

a. Diapedesis
b. Quimiotactismo
c. Opsonización
d. Desgranulación

10. Indicar cuáles son vías aéreas respiratorias…

a. La Faringe y la Laringe
b. La Tráquea
c. Las Fosas Nasales
d. Todas las anteriores son correctas

11. Indicar lo falso con respecto al autoclave:

a. Es eficaz, rápido y económico
b. No necesita de controles frecuentes
c. Debemos lavar previamente los objetos a esterilizar y colocarlos por separado
d. Es un método que esteriliza objetos de vidrio y goma

12. ¿Dónde se encuentra la glándula hipófisis?

a. En la parte distal de los huesos largos
b. En la base del cerebro
c. En la parte anteroinferior del cuello
d. En la parte inferior y media del cerebro

13. El meningococo y el bacilo de koch son agentes causantes de infecciones siendo su vía de transmisión por contacto:

a. Directo
b. Respiratorio
c. Orofeca
d. Sanguíneo

14. La amilasa

a. Es una enzima
b. Actúa sobre las féculas
c. La produce el páncreas
d. Todas las anteriores son ciertas

15. Las pediculosis son infestaciones producidas por:

a. Hongos
b. Protozoos
c. Piojos
d. Virus

16. El foco desde el que se transmiten los gérmenes a un organismo vivo infectándolo se denomina:

a. Vía de salida
b. Fuente de infección
c. Mecanismo de transmisión
d. Vía de entrada

17. Lugar por el que entra la arteria hepática para irrigar el hígado y la vena porta:

a. Placa motora
b. Mediastino
c. Hilio
d. Fundus

18. Respecto a los informes de ensayo de un laboratorio, es FALSO:

a. Si la transferencia de datos a un informe se realiza por técnicas informáticas, el sistema deberá tener fiabilidad y estabilidad apropiada para que la exactitud de los resultados no quede comprometida
b. El laboratorio debe establecer una metodología para la verificación de los informes de resultados
c. El laboratorio debe disponer de un procedimiento para la modificación de los informes emitidos
d. Una vez emitido, un informe de ensayo no puede ser modificado bajo ningún concepto

19. El 'resumen'

a. Contiene un breve sumario de cada una de las secciones
b. Se escribe antes de redactar el resto de informe y se coloca en éste después el título
c. Establece los objetivos principales y el fin de la investigación, describe brevemente la metodología empleada, sintetiza resultados y establece conclusiones
d. A y C son correctas

20. En un laboratorio moderno todas las técnicas han de ser instrumentales:

a. Sí
b. Sí, cuando el clientes sea un director de proyecto
c. No es necesario
d. Depende de la situación económica

21. El pictograma es un modelo de representación que se realiza mediante:

a. Dibujos representativos de la distribución que se trata de realizar
b. Dibujos de triángulos
c. Dibujos de circunferencias
d. Dibujos de varias estructuras

22. Cuántas estructuras distintas tiene la hemoglobina:

a. 2   b. 3.   c. 8   d. 4

23. La petición de reparación de la avería de un equipo se realiza:

a. Empleando la vía más rápida posible, en función de la urgencia o gravedad de la avería

b. Siempre por teléfono

c. Siempre a través del jefe o supervisor del laboratorio

d. Personándose en el servicio de mantenimiento

24. ¿Cuál de estos no es un error sistemático?

a. Error de método

b. Imperfecciones en los aparatos

c. Diferencias de resultados en sucesivas mediciones

d. Valoración subjetiva del punto de viraje de un indicador

25. El mieloma múltiple es una proliferación clonal de:

a. Neutrófilos

b. Linfocitos T

c. Células plasmáticas

d. Mielocitos

26. ¿Cómo pueden clasificarse los microorganismos atendiendo a las condiciones atmosféricas?

a. Aerobios, anaerobios y anaerobios facultativos

b. Microaerófilos y capnófilos

c. A y b son correctas

d. Ninguna es correcta

27. En el estudio del cáncer de hígado se emplean:

a AFP y PSA   b. CEA y NSE

c. AFP y CEA   d. NSE y PSA

28. De los siguientes marcadores tumorales, ¿cuál no es una enzima?

a. PAP   b. NSE   c. ß-Hcg   d. PHI

29. Los oncogenes son:

a. Genes normales que se encuentran en todas las células

b. Proteínas tumorales

c. Genes normales que se encuentran en células tumorales

d. Genes que codifican proteínas anómalas en la célula tumoral

30. ¿Cuál de las siguientes fracciones electroforéticas no se encuentra disminuida en las hepatopatías?

a. Alfa-1-globulinas   b. Albúmina

c. Gammaglobulinas   d. Betaglobulinas

31. La principal apoproteína de las LDL es:

a. Apo C   b. Apo E   c. Apo A   d. Apo B

32. Los ICA son Anticuerpos

a. contra el factor intrínseco

b. contra células de los islotes pancreáticos

c. inhibidores de células tiroideas

d. estimuladores de células tiroideas

33. La detección de títulos elevados de anticuerpos contra antígenos microsomales es característica de:

a. Hipotiroidismo primario

b. Enfermedad de Graves

c. Tiroiditis de Hashimoto

d. Anemia perniciosa

34. ¿Qué es el sistema HLA?

a. Un grupo de moléculas que permite diferenciar unos linfocitos de otros

b. Un grupo de antígenos que proporcionan a las células de un individuo su propia especificidad dentro de la especie

c. Un grupo de antígenos que el sistema inmune reconoce en los microorganismos invasores y frente a los cuales desarrolla una respuesta inmune

d. Un grupo de genes que determina la diferenciación funcional de los linfocitos

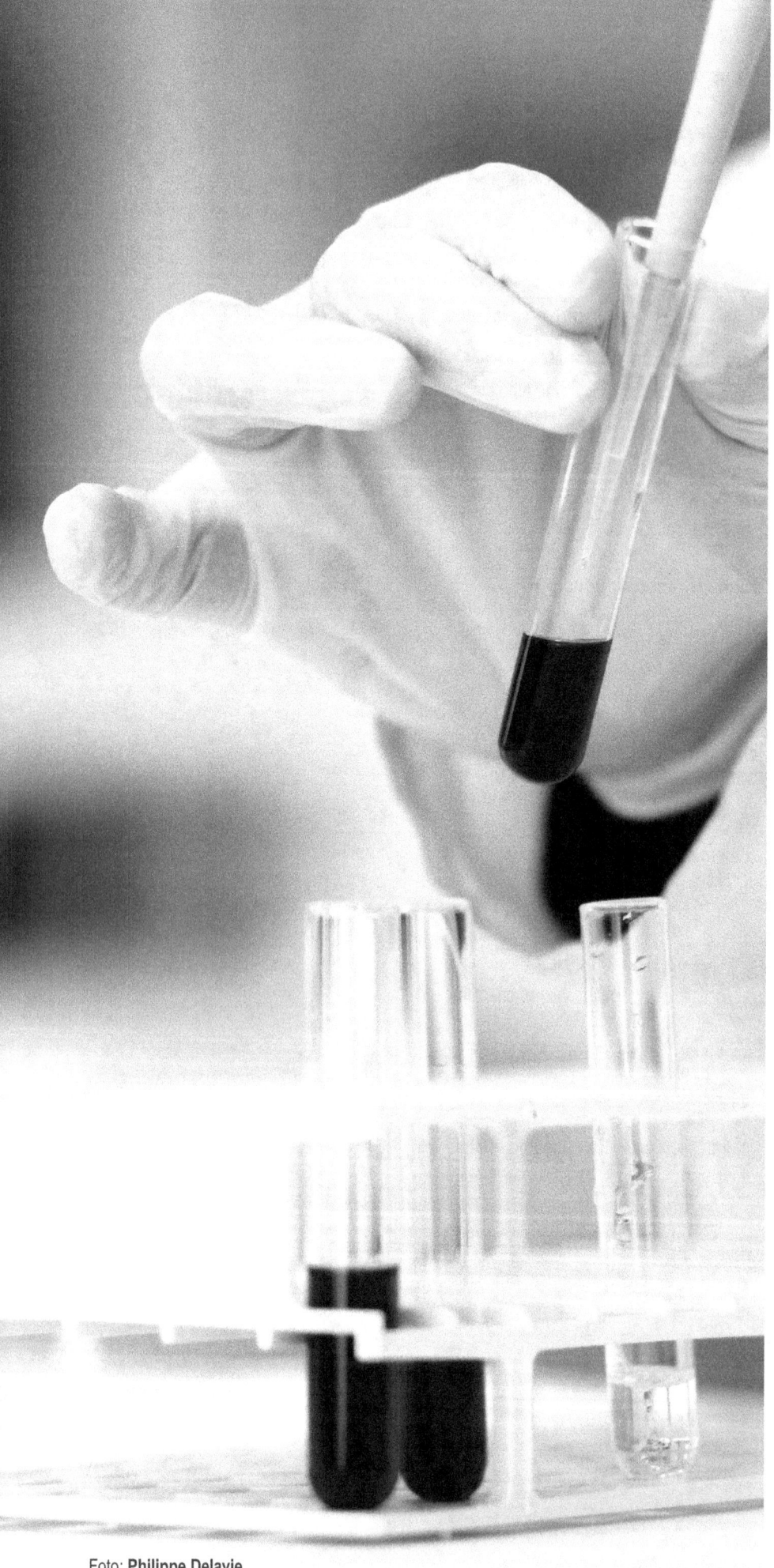

Foto: **Philippe Delavie**

1. Es un órgano linfoide primario:
a. apéndice cecal   b. amígdalas
c. timo   d. ganglios linfáticos

2. Diámetro aproximado de los glóbu-los rojos (en micras)
a. 10   b. 12   c. 8   d. 5

3. Los eritrocitos adultos son células:
a. con un sólo núcleo   b. anucleadas
c. sin núcleo   d. Son correctas B y C

4. Cuántas moléculas de oxígeno fija cada molécula de hemoglobina:
a. 1   b. 2   c. 3   d. 4

5. ¿Qué método no utiliza ningún con-tador automático para hacer el re-cuento de plaquetas?
a. Impedancia
b. Lectura óptica mediante láser
c. Método inmunológico (CD 61)
d. Todos son ciertos

6. ¿Qué índice eritrocitario resulta de la división de la hemoglobina (g/dl) entre el número de hematíes (x 1012)?
a.V CM   b.HCM   c.CHCM   d.ADE o RDW

7. En la Inmuno-fluorescencia indi-recta es falso que:
a. Se detectan antígenos celulares
b. Se utilizan anticuerpos marcados con fluoresceína
c. Se utilizan microscopios de fluoresceína
d. Se utilizan portas con sustratos fijados

8. Un elemento intracelular bacteriano responsable de la transmisión, de unas cepas a otras, de la resistencia a antibióticos, se llama:
a. Plásmido   b. Pared celular
c. Lisosoma   d. ARN mitocondrial

9. En un control externo de calidad, se considera satisfactorio nuestro re-sultado cuando...
a. es similar al resto de los laboratorios
b. está dentro del valor de normalidad sumi-nistrado por los organismos que lo realizan
c. coincide con nuestro valor de normalidad
d. el índice de desviación es menor de 2 con respecto al resto de laboratorios asocia-dos al control

10. ¿Qué es falso en cuanto al control interno de la calidad?

a. Se basa principalmente en el análisis repetido de materiales de control

b. Estos materiales tienen una estabilidad mayor que los especimenes biológicos que mimetizan

c. Su resultado es independiente para la aceptación o no de los resultados de los pacientes

d. Todas son verdaderas

11. ¿Qué no es preciso que incluya un manual de calidad de un laboratorio según Norma ISO?

a. Relación de proveedores al laboratorio

b. El alcance del sistema de gestión de la calidad

c. Los procedimientos documentados establecidos

d. Una descripción de la interacción entre los procesos del sistema de gestión de la calidad

12. La Norma ISO/IEC 17025 contiene todos los requisitos que los laboratorios de ensayo y/o calibración tienen que cumplir sobre:

a. Un sistema de gestión

b. Que son técnicamente competentes

c. Que son capaces de generar resultados técnicamente válidos

d. Sobre todos los anteriores

13. La Norma UNE-EN ISO/IEC 17025 se trata de:

a. Un sistema de acreditación de calidad destinado a cualquier organización

b. Un estándar que establece los requerimientos para la competencia de laboratorios de ensayo y/o calibración

c. Un sistema de certificación de calidad de los laboratorios médicos

d. Todos ellos son aplicables

14. En un sedimento de orina, que cristales de los siguientes no encontraremos si la orina es ácida:

a. Uratos amorfos   b. Ácido úrico

c. Oxalato cálcico   d. Fosfatos amorfos

15. Para la recogida de orina de 24 horas, para la determinación de Ácido Vanilmandélico-Catecolaminas-Metanefrinas:

a. Se añadirá 10 m l de ácido clorhídrico 6N, antes de empezar a recoger la orina

b. Se añadirá 10 ml de ácido glacial

c. Se añadirá 10 m l de ácido sulfúrico

d. Se recogerá en un recipiente transparente

16. En una muestra de sedimento de orina para diferenciar entre cándidas y hematíes usaremos:

a. Ácido acético   b. Ácido clorhídrico

c. Isotón   d. Formol

17. Los Linfocitos B activados pueden diferenciarse hacia:

a. Células plasmáticas

b. Células pro-B

c. Linfocitos B de memoria

d. Son correctas A y C

18. Para el estudio de la digestión de los principios inmediatos, indique cual es la respuesta incorrecta:

a. Se recogen las heces en un frasco limpio con cierre hermético

b. El análisis se hará en las 12 horas siguientes a la deposición, guardando la muestra en el frigorífico a 4-10°C

c. Si el análisis se pospone más de 24 horas se añadirá un volumen igual al de las heces de una solución acuosa al 5 % de formol comercial

d. El análisis se hará en las 12 horas siguientes a la deposición, guardando la muestra en una estufa a 37°C

19. La porfirina comprende:

a. 3 anillos pirrol

b. 4 anillos pirrol

c. 2 anillos pirrol

d. Otra cantidad

20. La glándula paratiroides produce hormonas paratiroideas que intervienen en la regulación de los niveles en sangre de:

a. Na   b. K   c. Ca   d. Cl

21. NO está relacionado con el desarrollo de la Hepatitis Vírica el de la

a. Hepatitis A   b. Hepatitis P

c. Hepatitis D   d. Hepatitis C

22. Variación del color de los hematíes:

a. Hipocromía

b. Microcitosis

c. Anisocitosis

d. Ninguna de las anteriores

23. ¿Cuál es el marcador que debe buscarse en personas vacunadas frente a la hepatitis B?

a. Anticuerpos frente al antígeno de superficie del virus B, Anti-HBs

b. Antígeno de superficie del virus B, HBs-Ag

c. Anticuerpos frente a las proteínas de core, Anti-HBc

d. Antígeno e del virus B, HBe Ag

24. ¿Qué células fagocitarías hepáticas pertenecen al Sistema Reticulohistiocitario?

a. Las de Corti   b. Las de Kupffer

c. Las de Deiters   d. Las de Langerhans

25. ¿Cuáles de los siguientes no pueden ser marcadores tumorales?

a. Hormonas

b. Antígenos de virus oncogénicos

c. Inmunoglobulinas

d. Todos ellos pueden serio

26. ¿Cuál es el enzima que desdobla el peróxido de hidrógeno?

a. Catalasa   b. Fosfatasa

c. Coagulasa   d. Ureasa

27. De los siguientes ¿cuál es el marcador tumoral más específico del cáncer de mama?

a. Alfa-fetoproteína

b. Antígeno carcinoembrionario

c. CA153

d. CA19.9

28. Un valor elevado de catecolamina en orina sugiere:

a. Tumor de tiroides b. Linfoma

c. Tumor de testículo   d. Feocromocitoma

29. Qué es falso en cuanto al PSA en el cáncer de próstata:

a. Se eleva en función del estadio de la enfermedad
b. Una tasa normal descarta el cáncer de próstata
c. Puede estar elevado en otras enfermedades de la próstata
d. Puede elevarse con el tacto rectal

30. ¿Qué enzima de los siguientes se determina en el líquido pleural?

a. Coagulasa
b. Fosfatasa ácida
c. CPK
d. Adenosindesaminasa

31. ¿Qué enzima está elevada en el líquido peritoneal en las pancreatitis agudas?

a. Lipasa
b. Amilasa
c. a y b son ciertas
d. Solo se elevan en sangre, no en líquido peritoneal

32. La lipoproteína encargada del trasporte de triglicéridos endógenos es:

a. LDL
b. VLDL
c. Quilomicrones
d. HDL

33. El método de Friedewald para la cuantificación de LDL- Colesterol:

a. Es un método directo
b. No se puede aplicar para concentraciones de triglicéridos superiores a 400 mg/dl
c. Calcula la concentración por diferencia entre el colesterol total y el HDL colesterol
d. Usa como precipitante el fosfotungstato de Magnesio

34. En la cuantificación de una sustancia por el método fotométrico, un agotamiento del sustrato produce un valor de la concentración:

a. menor que el real
b. mayor que el real
c. igual al real
d. Ninguna de las anteriores

35. La prueba de screening para la detección de diabetes gestacional consiste en:

a. Glucemia en ayunas
b. Glucemia una hora tras la ingesta de 50 gramos de glucosa
c. Sucesión de glucemias tras la ingesta de 100 gramos de glucosa
d. Glucosuria en muestra de 24 horas

36. Los micoplasmas se diferencian de otras bacterias por carecer de:

a. Núcleo
b. Pared celular
c. Flagelos
d. ADN

37. Considerando la Ley de Leer-Lambert, es cierto que:

a. Al aumentar la transmitancia un 10%, la absorbancia aumenta en una unidad
b. La franja de trabajo idónea de un espectrofotómetro es de absorbancias mayores a 1
c. La absorbancia es independiente de la geometría de la celda
d. Ninguna de las anteriores

38. Cuál de las siguientes bacterias es considerada como oportunista:

a. Salmonella
b. Shigella
c. Citrobacter
d. Yersinia

39. Una bajada simultanea de pH, Bicarbonato y pCO2 en sangre es característico de:

a. Acidosis metabólica
b. Acidosis respiratoria
c. Alcalosis metabólica
d. Alcalosis respiratoria

40. La regla de Westgard 41s que implica tener resultados en más de cuatro ocasiones seguidas cuya diferencia con la media sea del mismo signo y de más de una desviación estándar es:

a. 'de rechazo' y presupone error aleatorio
b. 'de aviso' y presupone error sistemático
c. 'de rechazo' y presupone error sistemático
d. 'de aviso' y presupone un error aleatorio

41. La prueba positiva de bilis-esculina es característica de:

a. Estreptococos de grupo D
b. Enterococos
c. Shigella
d. Son correctas a y b

42. La mayor o menor pendiente de la recta de calibración de un método analítico está íntimamente relacionado con uno de los siguientes conceptos:

a. Sensibilidad analítica
b. Límite de detección
c. Blanco de reactivo
d. Especificidad analítica

43. En una de las siguientes técnicas de electroforesis es necesario crear previamente un gradiente de pH con una mezcla de anfolitos, nos estamos refiriendo a:

a. Electroforesis con gel de poliacrilamida
b. Electroforesis en acetato de celulosa
c. Electroforesis capilar
d. Isoelectroenfoque

44. Un proteinograma en el que aparece una disminución marcada de albúmina y de gammaglobulinas, con un aumento de las betaglobulinas (en particular de la alfa-2) es característico de:

a. Cirrosis hepática
b. Síndrome nefrótico
c. Gammapatía monoclonal
d. Anemia ligera

45. En un medio electroforético con un pH de 8.1, una proteína con un punto isoeléctrico de 6.1:

a. Migrará hacia el cátodo
b. Migrará al ánodo
c. No migrará
d. Ninguna de las anteriores

46. La hemólisis es un factor importante en la clasificación del Género:

a. Neisseria
b. Listeria
c. Pseudomona
d. Streptococcus

47. El medio de cultivo del Micobacterium Leprae es:

a. Lowestein-Jensen
b. Buteler
c. Chapman
d. Ninguno de los anteriores

48. En el estudio serológico de la sífilis, cual de las siguientes es una prueba no treponémica:

a. TPHA
b. FT A
c. ELISA especifico
d. RPR,

49. Cuál de los siguientes virus es ARN:

a. Citomegalovirus
b. Virus de la Hepatitis B
c. Virus de la Hepatitis C
d. Todas las anteriores

50. Un organismo que requiere adicionar los factores V y X para su crecimiento, aparecerá en la tinción gram como:

a. Cocos gram positivos
b. Bacilos gram positivos
c. Cocos gram negativos
d. Bacilos gram negativos

51. Para poner de manifiesto los corpúsculos metacromáticos que presentan algunas bacterias se utiliza el método de:

a. Loeffer con azul de metileno
b. Neulfeld Quellum con antisuero
c. Tinta china
d. Gram

52. En el estudio de la trichomoniasis cual es la muestra más idónea, de entre las siguientes:

a. Sangre
b. Orina
c. Biopsia muscular
d. Heces

53. El medio de cultivo diferencial del Treponema Pallidum es:

a. Levine
b. Loeffler
c. Castañeda
d. Ninguna de los tres

54. La tinción de Kinyoun:

a. Es una variante de la AAR de Zielhl-Neelsen
b. Se utiliza para poner de manifiesto quistes de Cristosporidium
c. La tinción se hace en frío
d. Todas las anteriores

55. ¿Cuáles son las determinaciones a realizar en todo paciente que se va a trasfundir?

a. Grupo ABO, Rh y detección de anticuerpos irregulares
b. Grupo ABO, Rh y Coombs directo
c. Grupo ABO, Rh y otros antígenos eritrocitarios
d. Grupo ABO, Rh y detección de anticuerpos contra es sistema ABO

56. ¿Qué técnica no se emplea en la determinación de anticuerpos irregulares?

a. Solución salina a 22°C
b. Prueba de Coombs indirecta
c. Prueba de Coombs directa
d. Técnicas en gel o en columna de micro-esferas de vidrio

57. ¿Cuál es la principal utilidad de la determinación de los diferentes componentes del sistema complemento?

a. Enfermedades autoinmunes
b. Enfermedades neoplásicas
c. Enfermedades infecciosas
d. Enfermedades carenciales

58. En un paciente con grupo sanguíneo A NO se producirá reacción si le transfudimos:

a. Hematíes del paciente + suero anti A
b. Hematíes del paciente + suero anti AB
c. Suero del paciente + hematíes A
d. Suero del paciente + hematíes B

59. ¿Qué afirmación es falsa en cuanto los antígenos de histocompatibilidad?

a. Es indispensable su determinación para la realización de trasplantes
b. Algunos de ellos se relacionan con mayor frecuencia a determinadas enfermedades
c. Todos los tipos de antígenos HLA se encuentran en todas las células nucleadas del organismo,
d. Todas son ciertas

60. ¿De qué tipo son los anticuerpos que intervienen en la respuesta humoral primaria?

a. Ig A
b. Ig M
c. Ig G
d. Ig D

61. In vivo las reacciones antígeno-anticuerpo pueden tener distintas consecuencias, pero in vitro producen:

a. Hemólisis
b. Aglutinación
c. Aglutinación en medio macromolecular (albúmina, dextrano)
d. Todas son ciertas

62. ¿Con cual de los siguientes fármacos se altera el tiempo de trombina?

a. Anticoagulantes orales
b. Heparina sódica
c. Antiagregantes
d. Todas son ciertas

63. ¿Qué método no utilizan los coagulómetros para realizar sus determinaciones?

a. Procedimientos de lectura ópticos
b. Pruebas basadas en el uso de sustratos cromogénicos
c. Pruebas inmunológicas
d. Todos pueden ser utilizados

64. ¿Cuál de los siguientes factores de la coagulación interviene en la vía extrínseca?

a. Factor V
b. Factor VII
c. Factor VIII
d. Factor X

65. ¿Qué afirmación es verdadera en cuanto a la fisiología de las plaquetas?

a. Interviene en las últimas fases de la hemostasia
b. Cuando se activan pasan de tener forma esférica a discoide
c. En la agregación plaquetaria el factor von Willebrand tiene una función importante
d. Su núcleo carece de nucléolo

66. ¿Qué prueba de coagulación alteran los antiagregantes plaquetarios?

a. Tiempo de protrombina
b. Tiempo de tromboplastina parcial activada
c. Tiempo de hemorragia
d. Ninguno de los anteriores

67. ¿A qué serie pertenece el marcador monoclonal CD 19?

a. Linfoide B
b. Linfoide T
c. Monocítica
d. Mieloide

68. En la maduración granulocítica, ¿qué afirmación es falsa?

a. La cromatina cada vez es más laxa
b. Disminuye la basofilia citoplasmática
c. Se va perdiendo la granulación azurófila
d. Todas son verdaderas

69. ¿Qué actitud habría que tomar si en un hemograma se obtienen los siguientes resultados?: hemoglobina > 11 g/dl, CHCM > 37 g/dl y nº de hematíes < 3.5x106/mm3:

a. Solicitar una nueva muestra
b. Validar los resultados
c. Calentar la muestra a 37° y reanalizar
d. Agitar la muestra y reanalizar

70. El método de referencia para la cuantificación de hemoglobina es:

a. Citometría de flujo
b. Método de la cianmetahemoglobina
c. Biología molecular
d. Cuantificación por la dispersión de la luz láser

71. En una muestra sanguínea de un recién nacido se realiza la determinación de bilirrubina total, obteniéndose una cifra de 12 mg/dl. Al obtener sus fracciones, lo más frecuente es obtener como principal componente 'Bilirrubina...:

a. directa
b. conjugada
c. indirecta
d. inversa

72. Cuál de los siguientes parámetros no se utiliza para el control de diabéticos:

a. Fructosamina
b. Hemoglobina A
c. Hemoglobina A 1 c
d. Glucemia

73. Cuál de los siguientes parámetros influye de una forma más decisiva en la determinación errónea de la glucemia en una muestra sé rica durante un periodo inferior a 4 horas:

a. La permanencia a temperatura ambiente
b. La permanencia sin centrifugación
c. La exposición a la luz
d. La falta de taponado

74. Cuál de los siguientes parámetros influye de una forma más decisiva en la determinación errónea de los gases en una muestra sanguínea durante un corto periodo de tiempo:

a. La permanencia a temperatura ambiente
b. La no homogeneización de la sangre
c. La exposición a la luz
d. La exposición al aire

75. En serología, para reducir el periodo ventana de algunas infecciones víricas se utiliza:

a. Realizar determinaciones seriadas
b. Determinar algún componente antigénico del virus
c. Aumentar la sensibilidad de la prueba
d. Estudiar la avidez de los anticuerpos

76. En la recogida de muestra para un estudio microbiológico de una infección urinaria es falso que:

a. La punción suprapúbica está indicada cuando se sospecha la presencia de un germen anaerobio
b. El catéter urinario es una muestra aceptable
c. En la micción espontánea deberá descartarse la primera porción de la orina
d. Deberán de recogerse en recipientes estériles

77. El acetato de uranilo y el tetróxido de osmio son sustancias que se utilizan en el proceso rutinario de fijación de muestras para:

a. El microscopio de campo oscuro
b. El microscopio de contraste de fase
c. El microscopio de campo luminoso
d. El microscopio electrónico de transmisión

78. Cuando añadimos aceite de inmersión al objetivo de un microscopio es cierto que:

a. Aumentamos su apertura numérica
b. Aumentamos el índice de refracción entre el objetivo y el objeto
c. Aumentamos el poder de resolución
d. Todas las anteriores

79. El filtro de excitación es un elemento exclusivo de:

a. El microscopio de campo oscuro
b. El microscopio de contraste de fase
c. El microscopio de campo luminoso
d. El microscopio de fluorescencia

80. Cuál de las siguientes técnicas es cuantitativa:

a. Doble Inmunodifusión
b. Inmunoelectroforesis
c. Inmunodifusión Radial
d. Wenstern Blot

81. El método de captura en enzimoinmunoanálisis está relacionado con la determinación de:

a. Metales pesados con cámara de grafito
b. Anticuerpos específicos de clase Ig M
c. Proteínas específicas de transporte
d. Cortisol libre en orina

82. ¿Cuál de los siguientes residuos no pertenece al Grupo II o sanitarios inespecíficos?

a. Bolsas vacías de orina, sondas vesicales o nasogástricas
b. Vacunas de virus atenuados
c. Contenedores de sangre y sueros vacíos
d. Material de curas: compresas, vendajes, algodón, apósitos, yesos

CLAVE DE RESPUESTAS			
1 C	22 A	43 D	64 B
2 C	23 A	44 B	65 C
3 D	24 B	45 B	66 C
4 D	25 D	46 D	67 A
5 D	26 A	47 D	68 A
6 B	27 C	48 D	69 C
7 A	28 D	49 C	70 B
8 A	29 B	50 D	71 C
9 D	30 D	51 A	72 B
10 B	31 C	52 B	73 B
11 A	32 B	53 D	74 D
12 D	33 B	54 D	75 B
13 B	34 A	55 A	76 B
14 D	35 B	56 C	77 D
15 A	36 B	57 A	78 D
16 A	37 D	58 C	79 D
17 D	38 C	59 C	80 C
18 D	39 A	60 B	81 B
19 B	40 D	61 D	82 B
20 C	41 D	62 B	
21 B	42 A	63 D	

1. La estructura secundaria de la globina consiste en:

a. Las cadenas se enrollan en espiral, con aspecto de hélice
b. Los aminoácidos de distintos segmentos froman enlaces entre sí
c. La unión entre las cadenas alfa y las beta dan a la molécula un aspecto globular
d. Ninguna de las anteriores es correcta

2. Las cadenas alfa en la estructura primaria están constituídas por:

a. 141 aminoácidos
b. 120 aminoácidos
c. 100 aminoácidos
d. 40 aminoácidos

3. Y las beta, por:

a. 141 aminoácidos
b. 146 aminoácidos
c. 100 aminoácidos
d. 40 aminoácidos

4. Cuando aparecen glóbulos rojos hipo y normocrómicos en la misma extensión hablamos de:

a. Hipercromía   b. Microcitosis
c. Anisocromía   d. Macrocitosis

5. La proporción de plasma y elementos formes se denomina:

a. Hemoglobina
b. Hematocrito
c. Volumen corpuscular medio
d. Ninguna de las anteriores

6. El volumen corpuscular medio se calcula dividiendo...

a. cl valor del hematocrito por el número de hematíes y multiplicando por 10
b. la hemoglobina por el hematocrito y multiplicando por 100
c. la hemoglobina por el número de hematíes y multiplicando por 10
d. Ninguna de las tres es correcta

7. Son variaciones de tamaño:

a. Microcitosis
b. Macrocitosis
c. Anisocitosis
d. Las tres son correctas

8. El núcleo de los monocitos es:

a. Arriñonado   b. Cerebriforme
c. Elíptico   d. Polilobulado

9. Señala la afirmación FALSA en relación a la inmunidad innata o inespecífica:

a. En ella participa la mayor parte del organismo
b. Actúa como primera línea de defensa
c. Recuerda a un agente y puede actuar más rápidamente la segunda vez
d. Entre las células que pertenecen a ella están las NK (Natural Killers)

10. El pH de una muestra se ve afectado por:

a. el tiempo transcurrido hasta el análisis
b. un elevado número de leucocitos
c. el anticoagulante empleado
d. Las tres son correctas

11. ¿Cuál de los siguientes tipos de muestras, considera el más indicado para la determinación de la glucosa en cualquier circunstancia:

a. Plasma con heparina de litio
b. Suero en tubo con gel separador
c. Plasma con EDTA
d. Plasma con oxalato-fluoruro

12. Los métodos de enriquecimiento coproparasitario están basados en:

a. Técnicas de sedimentación
b. Técnicas de flotación
c. Técnicas de impregnación
d. Las tres

13. En una técnica fotométrica, una mala asignación de los valores de los calibradores produce en la obtención de los resultados un error:

a. ...aleatorio   b. ...sistemático
c. ...proporcional d. ...constante

14. Los factores V y X son utilizados para caracterizar bacterias del género:

a. Legionella   b. Staphylococcus
c. Haemophilus   d. Actinobacillus

15. El método de Borda es:

a. Un método de pesada directa
b. Un método de doble pesada
c. Un método de pesada por sustitución
d. Ninguna es correcta

16. ¿En qué momento del desarrollo de los eritrocitos comienza la producción de hemogobina?

a. Eritoblasto policromatófilo
b. Reticulocito
c. Eritroblasto
d. Eritrocito eritroide

17. En la tricoleucemia.¿Qué tipo de células están aumentadas?

a. Células linfoides b. Blastos
c. Basófilos   d. Monocitos

18. La agregación plaquetaria no está alterada en:

a. Hemofilia B
b. Enfermedad de Willebrad
c. Tratamiento con aspirina
d. Lo está en todas

19. Método más sensible para detectar enfermedad mínima residual en una célula mieloide crónica:

a. Citogenética   b. Citometría de flujo
c. FISH   d. Bilología molecular

20. ¿Qué medio de cultivo diferencial contiene tiosulfato y citrato de hierro, para observar la producción de ácido sufúrico por parte de las bacterias y además contiene sales biliares, azul de bromotimol y fucsina para inhibir el desarrollo de la flora normal?

a. Medio Selenito   b. Agar Hektoen
c. Medio Chalgren   d. Medio Lowenstein

21. De las siguientes secuencias señalar la correcta para la inoculación de los tubos en picadura:

a. Retirar el tapón, tomar la muestra, flamear el asa e introducir el hilo hasta 1/3 de profundidad
b. Tomar la muestra, flamear el asa, retirar el tapón e introducir el hilo hasta 2/3 de profundidad
c. Flamear el asa, tomar la muestra , retirar el tapón e introducir el hilo hasta 2/3 de profundidad
d. Flamear el asa, tomar la muestra, retirar el tapón e introducir el hilo 1/3 de profundidad

22. Identificada una bacteria que es un bacilo, gram positivo, anaerobio estricto, esporulado y catalasa positivo diremos que pertenece al género:

a. Clostridium   b. Listeria
c. Legionella   d. Pseudomona

23. Los Micoplasmas se caracterizan por:

a. Poseer ácidos micólicos en su pared
b. No poseer pared celular
c. Teñirse con tinción diferencial de Gram
d. Ser parásitos intracelulares

24. ¿Cuál de las siguientes proteínas están en la fracción de las alfa-1-globulinas?

a. Albúmina
b. Protombina
c. Transferrina

25. Los métodos químicos para la determinación del colesterol se basan en reacciones:

a. enzimáticas   b. cromogénicas
c. isoeléctricas   d. Ninguna de las tres

26. En relación con las determinaciones analíticas:

a. La valoración de proteínas y materias grasas se realiza mediante espectrofotometría de absorción atómica
b. La determinación del grado de humedad y cenizas se realiza mediante valoraciones colorimétricas
c. La determinación de oligoelementos se realiza mediante espectrofotometría de absorción atómica tras una destrucción de la materia orgánica
d. Todas son ciertas

27. Las sales biliares son esenciales para la absorción de:

a. Lactosa   b. Hierro
c. Vitaminas B12   d. Grasas

28. La hormona tiroidea más abundante durante el periodo fetal es:

a. T3   b. T4
c. Las dos   d. Ninguna

29. ¿Cuál de los siguientes marcadores no es protéico?

a. Cortisol   b. AFP
c. CAE   d. Inmunoglobulinas

30. Cuando observamos al microscopio u sedimento urinario ¿Qué forma describen las células del epitelio de transición o procedentes de la vejiga?

a. De forma redondeada u oval y con un gran núcleo central
b. Con forma poligonal o de "raqueta"
c. no se les podría definir con una forma concreta
d. Son células grandes, aplanadas, con un gran citoplasma y un pequeño núcleo

31. La histamina es una sustancia que se libera tras la reacción del Ag-Ac y su función es:

a. Anticoagulante
b. Inhibir el complemento
c. Vasodilatación y aumento de la permeabilidad vascular
d. Inhibir a los eosinófilos

32. La hormona que estimula la corteza suprarrenal es:

a. ACTH b. TSH   c. PTH   d. LH

33. Se considera criterio de rechazo de una muestra:

a. Una muestra que no viene identificada correctamente
b. Una muestra de suero hemolizada para la determinación de Lactato deshidrogenasa (LDH)
c. Una muestra para el cultivo de orina recogida en un recipiente no estéril
d. Los tres son criterios de rechazo

34. Para preparar una solución acuosa 1 Molar de hidróxido sódico (NaOH) sabiendo que su peso molecular es 40:

a. Tenemos que pesar 80g. de NaOH, ponerlo en un matraz y disolver con agua hasta 1000 ml de solución
b. Tenemos que pesar 40g. de NaOH, ponerlo en un matraz y disolver con agua hasta 1000ml. De solución
c. Tenemos que pesar 120g. de NaOH, ponerlo en un matraz y disolver con agua hasta 1500 ml. De solución
d. Tenemos que pesar 40g. de NaOH, ponerlo en un matraz y disolver con agua hasta 100ml. De solución

35. ¿Qué tipo de microscopio utilizarías para observar una preparación teñida con naranja de acridina?

a. Microscopio de campo oscuro
b. Microscopio de campo claro
c. Microscopio de contraste de fase
d. Microscopio de fluorescencia

36. Señala cuál de los siguientes métodos es útil para calcular la concentración de un analito mediante una medida espectrofotométrica:

a. realizar una curva de calibrado
b. por medio de un patrón de concentración conocida
c. aplicando la ley de Lambert-Beer
d. Las tres son correctas

37. La hemoglobina esta constituida por:

a. 4 cadenas de globina y 4 grupos hemo
b. 2 cadenas de globina y 4 grupos hemo
c. 4 cadenas de globina y 1 grupo hemo
d. 1 cadena de globina y 1 grupo hemo

38. Los leucocitos responsables de la inmunidad humoral son:

a. Linfocitos B   b. Linfocitos T
c. Neutrófilos   d. Monocitos

39. El cromosoma Filadelfia (Ph) es característico de:

a. Leucemia linfática crónica
b. Leucemia aguda mieloblástica
c. Leucemia mieloide crónica
d. Leucemia aguda monocítica

40. Respecto a la función de las plaquetas que afirmación no es cierta:

a. Previenen la salida de sangre de los vasos
b. Su única función es constituir el trombo plaquetario
c. Contienen diversos factores que intervienen en la coagulación
d. Su déficit produce una tendencia al sangrado

41. ¿Qué prueba se utiliza para controlar a un paciente tratado con dicumarinas?

a. Dosificación del fibrinógeno
b. Recuentos plaquetarios
c. Tiempo de protombina
d. Tiempo de cefalina caolín

42. En la hemofilia que patrón esperaría encontrar:

a. TP normal, TTPA normal, TT alargado
b. TP normal, TTPA alargado, TT normal
c. TP alargado, TTPA alargado, TT normal
d. TP alargado, TTPA normal, TT alargado

43. Una pareja entre una mujer normal y un hombre hemofílico:

a. Todos los hijos varones padecerán la enfermedad
b. El 50% de las hijas serán portadoras
c. Todas las hijas serán portadoras
d. El 50% de los hijos varones padecerán la enfermedad

44. ¿Cuál de las siguientes definiciones corresponde a lo que es un epitopo?

a. Una sustancia que incrementa la respuesta inmune a un antígeno
b. La zona del anticuerpo a la que se une en antígeno
c. La parte del antígeno que es reconocida por su anticuerpo específico
d. Una molécula de gran tamaño que puede actuar como antígeno

45. Es un fenotipo de un individuo Rh negativo

a. Dce/dce   b. DcE/dce
c. dce/dce   d. Dce/DcE

46. La Ley de Beer dice que:

a. La concentración de una sustancia es indirectamente proporcional a la cantidad de luz absorbida
b. La concentración de una sustancia es directamente proporcional a la cantidad de luz absorbida
c. La concentración de una sustancia es indiferente a la cantidad de luz absorbida
d. La concentración de una sustancia es directamente proporcional a la luz incidente

47. Afecta el Ph de la muestra:

a. El tiempo transcurrido hasta que se realiza
b. La actividad anhidrasa carbónica de los glóbulos rojos
c. El anticoagulante empleado
d. Las tres

48. El método de Lieberman-Burchard es un método:

a. Enzimático que determina colesterol total
b. Químico que determina lípidos totales
c. Enzimático-colorimétrico que determina triglicéridos
d. Químico que determina colesterol total

49. Una enzima de importancia clínica cataliza la transferencia del grupo amino de la alanina al alfa-cetoglutarato.¿ De que enzima se trata?

a. Fosfatasa alcalina   b. GOT
c. GPT   d. Y-GT

50. En el estudio del cáncer de hígado se emplean:

a. AFP y PSA   b. CEA y NSE
c. AFP y CEA   d. NSE y PSA

51. ¿Cuál de las siguientes funciones no es realizada por el hígado?

a. Metabolismo de hidratos de carbono
b. Síntesis de inmunoglobulinas
c. Formación de pigmentos biliares
d. Todas son ciertas

52. La bilirrubina que circula unida a la albúmina es:

a. Fundamentalmente la fracción no conjugada
b. Fundamentalmente la fracción conjugada
c. Ambas fracciones se unen totalmente a la albúmina
d. Ninguna de las dos fracciones se une a la albúmina

53. Para la investigación de la digestión de principios inmediatos en las heces debe seguirse:

a. Una dieta especial en la que se hayan restringidas las grasas
b. Una dieta especial a base exclusivamente de proteínas
c. Una dieta especial a base de almidones y fibras vegetales
d. La alimentación habitual siempre que contenga grasas, proteínas y almidones

54. El diagnóstico de casi todas las parasitosis intestinales producidas por nematodos depende de:

a. El cultivo de las heces
b. El aspecto liquido de las heces
c. El hallazgo de los huevos en las heces
d. La presencia de sangre en las heces

55. Cuando se detecta proteinuria en una muestra de orina, se debe buscar en el sedimento urinario la presencia de:

a. Cilindros   b. Cristales de oxalato cálcico
c. Leucocitos   d. Bacterias

56. Observando un sedimento de orina al microscopio óptico, la característica diferencial entre hematíes y leucocitos es:

a. Los leucocitos son de menor tamaño que los hematíes
b. Los hematíes carecen de núcleo
c. Los hematíes se observan de color rojo
d. Los hematíes tienen un aspecto estrellado característico

57. Bacterias cuya temperatura óptima de crecimiento son 30º:

a. Psicrófilas   b. Termófilas
c. Mesófilas   d. Termoresistentes

58. ¿Cuál de las siguientes pruebas permitiría distinguir el género STREPTOCOCCUS del género STAPHYLOCOCCUS?

a. Tinción de Gram
b. Prueba de la catalasa
c. Prueba de la coagulasa
d. Prueba de la estreptoquinasa

59. Se llama Concentración Bactericida Mínima de un antibiótico:

a. La concentración mínima del antibiótico a la cual las bacterias ya no pueden crecer
b. La concentración necesaria para eliminar en microorganismos en el organismo
c. La concentración letal mínima
d. La concentración máxima que se puede utilizar del antibiótico

60. El virión complemento del virus de la hepatitis B se conoce como:

a. Antígeno Australia   b. Partícula Delta
c. Partícula de Dane   d. Partícula de Fagot

61. Indica la FALSA acerca de la hepatitis A:

a. Se transmiten por vía parenteral
b. No se cronifica
c. Está producida por un virus de la familia de los picornavirus
d. La incidencia de infección por HVA se relaciona con malas condiciones higiénico-sanitarias

62. Que tipo de morfología presenta el ácido nucleico dentro de la cápsula que lo protege:

a. Morfología helicoidal
b. Morfología icosaédrica
c. Simetría mixta
d. Simetría compleja

63. El Mg inteviene como cofactor junto a la enzima:

a. LDH
b. Amilasa
c. Fosfatasa alcalina
d. GPT

64. ¿Cuál de esta hormonas no es secretada por la hipófisis?

a. ACTH (Hormona adenocorticotropa)
b. TRH
c. Prolactina
d. GH (Hormona del crecimiento)

65. Cuál de estos ensayos es un enzimoinmunoanálisis hererogéneo:

a. DELFIA
b. EMIT
c. IRMA
d. ELISA

66. El método de Pisano se utiliza para analizar:

a. Calcitonina
c. Cortisol
d. Ácido vanilmandélico

67. Elegir la respuesta correcta:

a. Un nivel alto de T3 provoca aumento de TSH
b. Un nivel bajo de T3 y T4 provoca un aumento de TSH
c. La secreción de TSH es constante
d. La concentración de TSH es proporcional a la de LH

68. Conservante más usado en análisis de líquido cefalorraquídeo:

a. EDTA
b. Citrato
c. Heparina
d. No se añade ninguno

69. En un sedimento de orina normal no se debe encontrar:

a. Ningún leucocito
b. Ningún hematíe
c. Células de mucosa externa
d. Cilindros

70. La glucosa de la sangre tiene su origen en:

a. Los hidratos de carbono ingeridos con la dieta
b. La glucogenólisis del glucógeno hepático
c. La gluconeogénesis a partir de las proteínas
d. Las tres son correctas

71. El coeficiente de variación de un conjunto de resultados analíticos expresa:

a. El error típico o error estándar de la media expresada en porcentaje
b. El error de la desviación típica expresada en porcentaje
c. La extrapolación de la desviación típica de una serie de resultados cuando la media de esta serie se lleva desde su concentración a una concentración de 100
d. El error en precisión de una serie de resultados analíticos para una desviación típica de 100

72. De los siguientes componentes lipídicos, ¿cuál se vería afectado más seriamente si analizamos una muestra de un paciente que no estuviera en ayunas?

a. apolipoproteinas
b. colesterol
c. triglicéridos
d. ácidos grasos

73. Los métodos analíticos deben ser:

a. Precisos e inexactos
b. Inexactos e imprecisos
c. Precisos y exactos
d. Imprecisos y exactos

74. La aminoaciduria:

a. Se denomina así a la presencia de aminoácidos en la orina
b. Pueden ser debidas a lesiones tubulares adquiridas
c. Puede aparecer en trastornos metabólicos heredados en los que se alteran los mecanismos de reabsorción específicos de algún aa
d. Todas son correctas

75. Se desea preparar un litro de disolución de tampón de acetato 0,1 M de ph 0,4 a partir de una solución de ácido acético 1M y acetato sódico 1M.Efectuados los cálculos debemos poner en un matraz aforado de un litro, 85,1 ml de la solución de ácido acético. ¿Qué volumen de la solución se acetato sódico se debe añadir? (Nota: pk = 4,76)

a. 0,149 ml
b. 14,9 ml
c. 1,49 ml
d. 149 ml

76. Cuál de estas hormonas NO es secretada por la hipófisis:

a. ACTH (hormona adenocorticotropa)
b. TRH (hormona liberadora de TSH)
c. Prolactina
d. GH (hormona de crecimiento)

77. Una de las siguientes afirmaciones de la pseudomona es falsa:

a. Bacilos gram negativos móviles
b. Bacilos gram negativos inmóviles
c. Crecen con facilidad en medios de cultivo ordinarios
d. No fermentan la lactosa

78. Como ayuda en el diagnóstico de la espondiloartritis anquilosante está indicado el estudio de la presencia de:

a. HLA B14
b. HLA B8
c. HLA B27
d. HLA B135

79. La técnica de la reacción en cadena de la polimerasa tiene como fin:

a. Encadenar fragmentos de ADN
b. Eliminar algunas secuencias de RNA
c. Amplificar una secuencia específica de ADN
d. Encadenar fragmentos de ARN

80. El Enterobius vemicularis, parásito investigado en heces es un gusano de los:

a. cestodes
b. trematodes
c. nematodes
d. estrongilidos

81. ¿Cuál de los siguientes no es un sistema tampón del organismo?

a. hemoglobina   b. proteínas plasmáticas
c. fosfato plasmático   d. Los tres lo son

82. Los anticuerpos anti-Scl 70 son frecuentes en pacientes con:

a. Artritis reumatoide
b. Lupus eritematoso sistémico
c. Esclerodermia
d. Alcalosis metabólica

83. Para la observación microscópica del sedimento de una muestra de orina se examinan:

a. entre 5 y 10 campos con el objetivo de 100 aumentos
b. entre 15 y 20 campos con el objetivo de 40 aumentos
c. alrededor de 10 campos con el objetivo de inmersión
d. Ninguna de las anteriores

84. Marcador terapéutico es aquel que:

a. Nos ofrece una información precisa sobre la agresividad de las células tumorales a los diferentes tratamiento
b. Nos ofrece información sobre la respuesta de las células tumorales a los diferentes tratamientos
c. Contiene sustancias originadas por las alteraciones genómicas de las células tumorales
d. Nos ofrece información sobre la evolución de la enfermedad o la respuesta tumoral a un determinado tratamiento

85. La hormona antidiurética:

a. Disminuye la reabsorción de NA en el túbulo dista, disminuyendo la producción de orina
b. Aumenta la reabsorción de NA en el túbulo distal, disminuyendo la producción de orina
c. Aumenta la reabsorción de NA en el túbulo distal, incrementando la proporción de orina
d. Disminuye la redsorción de NA en el túbulo distal, disminuyendo la producción de orina

86. ¿Qué es el INR?

a. Índice de sensibilidad nacional
b. Proporción internacional normalizada
c. Patrón de referencia de tromboplastina
d. Índice nacional racional

87. Al Factor XIII de la coagulación se le conoce también como:

a. Factor Stuart
b. Factor de Christmas
c. Factor estabilizante de la fibrina
d. Factor de Voguel

88. El agua de peptona alcalina, es un medio de enriquecimiento...:

a. de Vibrio cholerae
b. para especies de Salmonella
c. para especies de Shigella
d. para especies de Bartonella

89. Para el crecimiento y observación del Corynebacterium ¿Cuál de estos medios es el más apropiado?

a. Thayer-Martin
b. Lowenstein Jensen
c. Medio Loefler
d. Sabouraud-Cloramfenicol

90. La secuencia de la replicación en un virus es:

a. Penetración-Adhesión-Replicación-Liberación-Recombinación
b. Adhesión-Penetración-Replicación-Recombinación-Liberación
c. Replicación-Adhesión-Recombinación-Liberación-Penetración
d. Penetración-Liberación-Adhesión-Recombinación-Replicación

91. La secuencia correcta en la tinción de Gram es:

a. Violeta de genciana-Lugol-Decolorante-Fucsina ó safranina
b. Violeta de genciana-Decolorante-Lugol-Fucsina ó safranina
c. Violeta de genciana-Fucsina ó safranina-Decolorante-Lugol

92. En la vía alternativa del complemento ¿con qué factor se une el C3b?

a. C6   b. C8
c. Factor B   d. Factor C

93. Cuáles de los siguientes factores no es vitamina K dependiente:

a. Factor X   b. Proteina C
c. Proteina S   d. Factor VIII

94. Las estructuras fundamentales del sistema de salud son:

a. Los Centros de Salud
b. Los Consultorios
c. Las Áreas de Salud
d. Los Centros de Atención Primaria

95. ¿Qué parámetros son necesarios para el cálculo de LDL-colesterol mediante la fórmula de Friedewald?

a. Colesterol total y Triglecéridos
b. Colesterol total y HDL-colesterol
c. Colesterol total, HDL-colesterol y Triglecéridos
d. HDL-colesterol y Trigícéridos

96. El término hipocromía está relacionado con:

a. Aumento de la fragilidad osmótica del hematíe
b. Disminución del hematocrito
c. Disminución de HCM y CHCM
d. Aumento de VCM y HCM

97. El método de la tinta china se utiliza como tinción para ver:

a. Flagelos   c. Cepillos   d. Esporas

CLAVE DE RESPUESTAS			
1 A	26 C	51 B	76 B
2 A	27 D	52 A	77 B
3 B	28 B	53 D	78 C
4 C	29 A	54 C	79 C
5 B	30 A	55 A	80 C
6 A	31 C	56 B	81 D
7 D	32 A	57 C	82 C
8 A	33 D	58 B	83 B
9 C	34 B	59 C	84 B
10 D	35 D	60 C	85 B
11 D	36 B	61 A	86 B
12 D	37 A	62 B	87 C
13 B	38 A	63 C	88 A
14 C	39 C	64 B	89 C
15 C	40 B	65 D	90 B
16 A	41 C	66 D	91 A
17 A	42 B	67 C	92 C
18 A	43 C	68 D	93 D
19 D	44 C	69 D	94 C
20 B	45 C	70 D	95 C
21 C	46 B	71 C	96 C
22 A	47 D	72 C	97 B
23 B	48 D	73 C	
24 B	49 C	74 D	
25 B	50 C	75 B	

1. Cuál de las siguientes es vía de administración de drogas:

a. Inhalación   b. Inyección
c. Ingestión   d. Las tres

2. La mayoría de las drogas se eliminan por vía:

a. Pulmonar   b. Biliar
c. Intestinal   d. Renal

3. Qué droga se puede detectar durante más tiempo en orina:

a. Cocaína   b. Heroína
c. Etanol   d. Cannabis

4. Una orina con presencia abundante de mioglobina tendrá color:

a. Rojo   b. Verde
c. Coñac   d. Las tres son ciertas

5. Puede causar turbidez en la orina:

a. Bacteriuria   b. Fosfatos
c. Oxalatos   d. Las tres

6. ¿Cómo pueden ser los esputos según su aspecto bacteriológico?

a. Seroso y mucoso
b. Muco-purulento y purulento
c. Hemoptoico y herrumbroso
d. Todas las respuestas son correctas

7. ¿Cuál es la función de las enzimas?

a. Catalizadores   b. Transmisores
c. Fuente de energía   d. Neurotransmisores

8. ¿Cuál es la cantidad de orina prodícida normalmente por un adulto en 24 horas?

a. 0,5 litros   b. 1 litro
c. Entre 1 y 1,5 litros   d. Más de 2

9. La tiña es una infección de la piel que está provocada por…

a. Bacterias   b. Virus
c. Ácaros   d. Hongos

10. La nefrona está compuesta por…

a. Glomérulo, formado por la arteria Aferente, Eferente y Cápsula de Bowman
b. Tubo contorneado proximal y Asa de Henle
c. Tubo contorneado distal
d. Todas las anteriores son correctas

11. ¿Cómo se denomina la presencia de grasa en heces?

a. Grasorrea   b. Lipidosis
c. Esteatorrea   d. Melenas

12. ¿Cómo se llaman las membranas protectoras del encéfalo?

a. Duramadre   b. Aracnoides
c. Piamadre   d. Meninges

13. La presencia de sangre en la orina se llama:

a. Litiasis   b. Hematuria
c. Glomerulonefritis   d. iuria

14. Una tensión arterial de 175/90, se denomina

a. Hipertensión sistólica
b. Hipertensión diastólica
c. Hipertensión
d. Tensión normal

15. Las arterias llevan sangre:

a. Venosa   b. Arterial y venosa
c. Oxigenada   d. No oxigenada

16. El modo de reproducción de las células sexuales se denomina:

a. Mitosis   b. Midriasis
c. Micosisd. Meiosis

17. Un vector es:

a. Un objeto transmisor de gérmenes
b. Un ser animado transmisor de gérmenes
c. Un fomite
d. Ninguna respuesta es correcta

18. Si el etiquetado de un producto químico nos aparece un pictograma con forma de x acompañado de las letras Xn nos está indicando que el citado producto es:

a. Tóxico   b. Comburente
c. Irritante   d. Nocivo

19. En un chequeo sobre ruido de fondo de un equipo se trata de cuantificar:

a. El valor físico que mide el equipo
b. Que la medida del blanco es correcta
c. La señal que es diferente de ese fondo
d. Que el equipo no tiene lectura en ese chequeo

20. En la calibración analítica:

a. Los patrones de rutina no suelen tener problemas de conmutabilidad
b. Se suele usar patrones internacionales en las calibraciones de rutina
c. Hay una gran disponibilidad de patrones de calibración
d. En la mayoría de los casos los valores de los calibradores se asignan por métodos de rutina y la trazabilidad se queda en el fabricante del calibrador

21. La equivocación en un análisis químico puede provocar:

a. El cierre del laboratorio
b. Sustitución de los equipos
c. Sustitución de todo el personal
d. Pérdida de confianza en el laboratorio

22. Cuando un equipo que deba estar calibrado salga del laboratorio para actividades de mantenimiento:

a. Siempre debe volver a calibrarse antes de ser utilizado de nuevo
b. Puede volver a utilizarse si la calibración previa a la salida era correcta
c. Un equipo que deba estar calibrado nunca puede salir del laboratorio
d. La salida del laboratorio nunca influye en el estado de calibración de un equipo

23. Cuáles de las siguientes sustancias se pueden almacenar conjuntamente:

a. Nocivo y tóxico
b. Nocivo y corrosivo
c. Inflamable y nocivo
d. Inflamable y corrosivo

24. Que tamaño tienen aproximadamente los basofilos

a. 9 – 11 micras   b. 11 – 16 micras
c. 10 – 14 micras   d. 6 – 10 micras

25. Cuál es el factor plasmático más abundante

a. Fibrinógeno   b. Factor XI
c. Factor XII   d. Protrombina

CLAVE DE RESPUESTAS

1 D	6 D	11 C	16 D	21 D
2 D	7 A	12 D	17 B	22 A
3 D	8 C	13 B	18 D	23 A
4 A	9 D	14 A	19 C	24 C
5 D	10 D	15 B	20 D	25 A

1. En la preparación del sedimento urinario:

a. hay que mezclar bien la orina

b. la muestra debe centrifugarse

c. hay que decantar el sobrenadante

d. Las tres son correctas

2. El fluoruro se añade a los tubos de extracción como:

a. antiagregante plaquetario

b. estabilizador de las lipoproteinas

c. inhibidor de la glucolisis

d. ninguna respuesta es correcta

3. Los diferentes tipos de cilindros observados en la orina pueden ser:

a. hemáticos

b. granulosos

c. céreos

d. De los tres tipos

4. Para detectar la presencia de leucocitos en orina la muestra más adecuada es:

a. orina de 24 h

b. orina de 24 h con conservante ácido

c. orina de 24 h con conservante alcalino

d. orina espontánea de una micción al azar

5. ¿Qué órgano segrega la hormona calcitonina, de carácter hipocalcémico?

a. Glándulas suprarrenales

b. Tiroides

c. Hígado

d. Páncreas

6. ¿Cuál es la causa más frecuente de hipertiroidismo, con afectación multisistémica de etiología auto inmune?

a. Enfermedad de Graves-Basedow

b. Bocios nodulares tóxicos

c. Tiroiditis

d. Bocio simple

7. Respecto a la acidosis respiratoria:

a. es un trastorno con exceso primario de ácido carbónico

b. los niveles de CO2 y bicarbonato están disminuidos

c. no hay hiperventilación

d. no se puede compensar mediante tampón Hb

8. Una de estas patologías cursa con una situación de eutiroidismo?

a. Bocio simple

b. Enfermedad de Graves-Basedow

c. Adenoma tóxico

d. Tiroiditis

9. Los patrones de referencia:

a. Sólo se utilizarán para la calibración de los equipos de medida

b. Serán calibrados por el laboratorio

c. Deben asegurar la trazabilidad con referencia a la medida a ensayar

d. Deben estar acreditados por laboratorios de ensayo

10. El grado de concordancia entre los resultados de sucesivas mediciones del mismo mesurando y realizadas en las mismas condiciones de medición se denomina:

a. Reproducibilidad

b. Repetibilidad

c. Especificidad

d. Precisión

11. El objetivo de la calidad de un laboratorio es responsabilidad de:

a. El Jefe del laboratorio

b. Supervisor del laboratorio

c. Todo el personal del laboratorio

d. Unidad de calidad del Hospital

12. ¿Qué norma internacional fue aprobada, en junio de 2005, con los requisitos para acreditar la competencia de los laboratorios de ensayo y calibración?

a. UNE-EN ISO/IEC 17025

b. ISO/IES 17025

c. ISO

d. El sistema de calidad del ENAC

13. Para saber si una muestra de la que se solicita gasometría es arterial o venosa nos fijaremos en:

a. pH

b. presión de oxígeno

c. saturación de oxígeno en la hemoglobina

d. Todos los anteriores

14. ¿Cuál de las siguientes fuentes de energía radiante no utiliza el espectrofotómetro?

a. Lámpara de hidrógeno

b. Lámpara de descarga de xenón

c. Lámpara de mercurio

d. Lámpara de holmio y didimio

15. Se define la transmitancia como:

a. Relación o cociente entre la intensidad incidente y la intensidad transmitida

b. Intensidad

c. El logaritmo de la transmisión

d. Relación o cociente entre la intensidad transmitida y la intensidad incidente

16. ¿A qué parámetro no afecta la hemólisis de una muestra?

a. Potasio

b. Bilirrubina total

c. Sodio

d. Colinesterasa

17. Los analizadores que disponen de un compartimento por cada reacción de la muestra se denominan:

a. de flujo continuo

b. centrífugos

c. discretos

d. de reacción individual

18. Al conjunto de operaciones que se realizan a un instrumento analítico o equipo de medida para que nos garantice la exactitud de sus especificaciones, se denomina:

a. Control de calidad

b. Calibración

c. Verificación

d. Mantenimiento

19. El volumen de orina en 24 horas:

a. Disminuye en poliuria

b. Aumenta en anuria

c. Disminuye en oliguria

d. Aumenta en deshidratación

20. Una demora de varias horas en la realización de un análisis de orina puede provocar:

a. Lisis de glóbulos rojos

b. Acidificación de la orina

c. Metabolización de glucosa

d. A y C son correctas

21. Para la cuantificación de la hemoglobina se usa:

a. Sistema de conductividad eléctrica, en diluciones de sangre 1/50.000

b. Método de la cianmetahemoglobina

c. Método del ferricianuro potásico

d. Método de la metahemoglobina

22. Consideramos que los niveles de glucosa en el líquido sinovial son bajos si:

a. Son similares a la glucosa del paciente

b. Son inferiores a 50 mg/dl

c. Presentan una diferencia con la glucemia del paciente superior a 10 mg/dl

d. El liquido sinovial no debe de tener glucosa

23. Uno de estos líquidos NO es seroso

a. Pleural
b. Sinovial
c. Peritoneal
d. Pericárdico

24. El nivel de normalidad de un líquido pleural es:

a. Inferior a 15 ml
b. 1-5 ml
c. 15-20 ml
d. Superior a 20 ml

25. ¿A qué densidad de centrifugación debemos someter una muestra para separar las LDL del resto de las lipoproteínas?

a. 1006
b. 1063
c. 1603
d. 1210

26. Si la muestra del paciente presenta una elevada cantidad de VLDL podremos observar de forma macroscópica:

a. Que aparece un anillo amarillento que separa el suero del resto de la muestra
b. Que el suero presenta una capa cremosa en su superficie
c. Que el suero es opalescente
d. De forma macroscópica no se puede apreciar

27. Señala cuál de estos compuestos no es una lipoproteína:

a. Colesterol
b. Quilomicrones
c. VLDL
d. HDL

28. Entre las pruebas funcionales que se realizan en el hígado, ¿cuál de estas no es una de ellas?

a. Prueba de Mac-Lagan
b. Prueba de rosa de Bengala
c. Prueba de Schales-Schales
d. Prueba de Hanger

29. Carga predominante de las proteínas plasmáticas a pH fisiológico:

a. positiva
b. negativa
c. neutra
d. isoeléctrica

30. Las transaminasas son:

a. Proteínas
b. Enzimas
c. Hormonas
d. Aminoácidos

31. El órgano esencial en el control de la osmolalidad corporal es:

a. corazón
b. hígado
c. riñón
d. glándulas suprarrenales

32. ¿Cuál de los siguientes marcadores tumorales es una enzima?

a. Antígeno carcinomaembrionario
b. Calcitonina
c. Gastrina
d. Fosfatasa ácida prostática

33. Para obtener una muestra de líquido pleural, someteremos al paciente a una:

a. Pleurectomia
b. Punción medular
c. Punción suprapúbica
d. Toracocentesis

34. ¿Qué orden deberían llevar los tubos de una extracción de sangre para evitar contaminación?

a. Anticoagulante, citrato, heparina, edta, oxalato NaF
b. Heparina, oxalato NaF, anticoagulante, citrato, edta
c. Edta, heparina, citrato, oxalato NaF, anticoagulante
d. Oxalato de NaF, edta, heparina, citrato, anticoagulante

35. En la prueba del Látex del Factor reumatoide, ¿qué se suele emplear?

a. Hematíes de carnero recubiertos con partículas de látex
b. Hematíes humanos recubiertos con partículas de látex
c. Partículas de látex recubiertas con IgG
d. Partículas de látex sin recubrir

CLAVE DE RESPUESTAS

1 D	10 B	19 C	28 C
2 C	11 C	20 D	29 B
3 D	12 B	21 B	30 B
4 D	13 D	22 C	31 C
5 B	14 D	23 B	32 D
6 A	15 D	24 A	33 D
7 A	16 D	25 B	34 A
8 A	17 C	26 C	35 C
9 A	18 B	27 A	

1. Para un análisis físico químico rutinario de orina, qué tipo de muestra recogerías:

a. Micción espontánea
b. Cateterismo vesical
c. Punción suprapúbica
d. Sondaje vesical

2. Cuáles de los siguientes se conocen como 'cuerpos cetónicos':

a. Ácido acetilsalicílico
b. Ácido acetaminofeno
c. Acetona
d. Todos los anteriores

3. Cuál de las siguientes es una causa fundamental de cetonuria:

a. Diabetes mellitus
b. Vómitos
c. Ayuno prolongado
d. Las tres

4. La presencia de cilindros leucocitarios puede indicar:

a. Generalmente indican infección
b. Lesiones del epitelio tubular
c. Lesión glomerular
d. Son normales y aparecen en todas las orinas

5. La levadura que más frecuentemente vamos a encontrar en orina es:

a. Trichomona vaginalis
b. Cándida albicans
c. Escherichia coli
d. Ninguna de las anteriores

6. En el estudio del cáncer de mamá se emplean:

a. Receptores de estrógenos
b. Receptores de progesterona
c. Ca 153
d. Todos

7. En la observación a través del microscopio de una extensión de sangre teñida para el recuento de células, la intensidad. de tinción de los eritrocitos indica aproximadamente la cantidad. de hemoglobina, lo habitual es que todos los eritrocitos se tiñan con la misma intensidad. En algunas enfermedades, sobretodo en determinadas anemias, se encuentran en la misma extensión la presencia de dos tipos distintos de eritrocitos según su carga de hemoglobina, unos con una intensidad. de coloración o carga de hemoglobina normal y otros con la cantidad. de hemoglobina disminuida y más pálidos, a esta característica se conoce con el nombre:

a. Hipocromía
b. anisocitosis
c. Anisocromia
d. Microcitosis

8. La deficiencia bioquímica más común que provoca una anemia hemolítica es causada por:

a. Deficiencia de glucosa-6 fosfato deshidrogenasa
b. Deficiencia de piruvatoquinasa
c. Deficiencia de glutatión peroxidasa
d. deficiencia de glutatiónreductasa

9. Según la afinidad. de la granulación citoplasmática de los leucocitos polimorfo nucleares por los colorantes empleados, se clasifican en:

a. Neutrófilos, basófilos y eosinófilos
b. Neutrófilos, linficitos y monocitos
c. Linfocitos, monocitos y eritrocitos
d. Basófilos, linficitos y neutrófilos

10. En el análisis de anormales en orina mediante una tira reactiva nos encontramos con un elevado índice de nitritos, este hallazgo es indicativo de:

a. Nos indica la existencia de bacteriuria, a menos que la muestra haya sido almacenada en malas condiciones permitiendo el crecimiento bacteriano o contaminación
b. Nos indica la presencia de cuerpos cetónicos, cuando son muy elevados, deberemos repetir la operación con la muestra diluida
c. Nos indica la presencia de sangre en la orina por lo que deberemos realizar un sedimento para su confirmación
d. Nos indica la presencia de leucocitos en la orina por lo que deberemos realizar un sedimento para su confirmación

11. En las pruebas de la coagulación sanguínea. ¿Qué anticoagulante se utiliza?

a. EDTA
b. citrato
c. Heparina
d. Oxalato amónico

12. En la tinción de Gram por orden se emplea:

a. Violeta de genciana, lugol, safranina y alcohol-acetona
b. Violeta de genciana, alcohol-acetona, lugol y safranina
c. Violeta de genciana, lugol, alcohol-acetona y safranina
d. Safranina, lugol, violeta de genciana y alcohol-acetona

13. El aislamiento primario de microbacterias en una muestra de esputo se realiza mediante el cultivo...

a. ...de la muestra en placas de agar sangre, MacConkey y chocolate
b. ...de la muestra digerida y concentrada en placas de agar selenito
c. ...en Löwestein-Jensen de la muestra digerida y concentrada
d. ...de la muestra directa en Löwestein-Jensen

14. La función primordial de las inmunoglobulinas:

a. Es la reconocimiento y unión del antígeno
b. Es la fagocitosis
c. Es la de servir de mensajero entre el antígeno y las células
d. Es la de eliminar el antígeno

15. ¿Qué sistema nos permite esterilizar mayor gama de materiales?

a. Hornos de calor seco
b. Filtros de membrana
c. Autoclaves
d. soluciones biocidas

16. En caso de pinchazo o herida accidental con cualquier objeto que haya estado en contacto directo con líquidos orgánicos, deberá notificarse al servicio de Medicina Preventiva con la mayor brevedad. posible, con el fin de que se adopten las medidas de profilaxis y se haga un seguimiento a las personas accidentadas. ¿En qué caso a la persona lesionada se le administrará inmunoprofilaxis?

a. Si la persona lesionada es HBs Ag (+)
b. Si el paciente de donde procede la muestra es HBs Ag (–)
c. Si el paciente de donde procede la muestra es HBs Ag (+)
d. Todas son correctas

17. Para la investigación de parasitación intestinal por Enterobius (Test de Graham) se buscan los huevos de la hembra de dicho parásito en:

a. Tres muestra de heces consecutivas recogidas en un frasco estéril seco y conservadas en nevera

b. Tres muestra de heces recogidas en frascos con conservante (formol 5-10% PVA, MIF, PAF)

c. Una muestra de heces recogida en escobillón con medio de transporte Cary-Blair

d. Una muestra recogida con cinta adhesiva colocada en los márgenes del ano y montada sobre un portaobjetos

18. Las muestra de Líquido cefalorraquídeo para estudio bacteriológico, deben enviarse inmediatamente a Microbiología ya que algunos agentes etiológicos pueden lisarse rápidamente a partir de una hora tras su recogida. En caso de que no se pueda enviar o procesar rápidamente debe conservarse en:

a. Se conservará en estufa a 35-37ºC, en caso de no disponer de estufa se mantendrá a temperatura ambiente, nunca debe refrigerarse

b. Para estudios bacteriológicos deberá conservarse refrigerando pues en caso contrario se puede afectar la viabilidad. de N. Meningitis y H. Influenzae

c. Debe de conservarse siempre en un medio de transporte de líquidos para estudio de anaerobios o en hemocultivo de anaerobios

d. Normalmente se solicitan simultáneamente al estudio bacteriológico del LCR hemocultivos del mismo paciente, por lo que si no se puede enviar la muestra rápidamente no pasa nada

19. Para la recogida de la mayoría de muestras sanguíneas se usa la técnica de punción venosa. Es importante seguir el orden de extracción recomendado para evitar la posible contaminación, dicho orden es:

a. Se introduce la muestra en los tubos secos y después en los que contienen aditivos siguiendo este orden: citrato, heparina y EDTA

b. Se introduce la muestra en los tubos con aditivo siguiendo el orden: citrato, heparina, EDTA, y luego los tubos secos

c. Se introduce la muestra en el tubo de EDTA, luego los tubos secos y después los demás

d. En los tubos de citrato y heparina, luego los tubos secos y por último el de EDTA

20. Todas las muestras deberán ser enviadas lo más rápidamente posible al laboratorio, aquellas tomas efectuadas durante la noche serán refrigeradas. ¿Cuál de estas muestras no se mantendrá en nevera?

a. LCR   b. Exudados

c. Orina   d. A y B son ciertas

21. Para dar por válida una cubeta para realizar medidas espectrofotométricas deberá ser:

a. de cuarzo

b. de vidrio

c. de plástico

d. transparente para la zona del espectro en la que queramos realizar mediciones

22. La mayoría de las reacciones transfusionales fatales son debidas a la incompatibilidad. ABO, por tanto la compatibilidad ABO es un requerimiento absoluto en la transfusión de hematíes, según esto:

a. Las unidades de sangre de grupo O Rh negativo sólo pueden ser usadas para receptores del grupo O Rh negativo

b. Las unidades de sangre de grupo A Rh negativo pueden ser usadas para receptores de grupo O Rh negativo

c. Las unidades de sangre de grupo O Rh negativo pueden ser utilizadas para receptores de todos los grupos sanguíneos

d. Las unidades de grupo Ab Rh positivo pueden ser usadas para receptores de gripo O Rh positivo

23. ¿Cuál de estas técnicas citoquímicas se emplean para analizar la presencia de sustancia y enzimas en los leucocitos?

a. Reacción PAS

b. Reacción de la fosfatasa-alcalina

c. reacción de las esterasas

d. Las tres son correctas

CLAVE DE RESPUESTAS

1 A	7 C	13 A	19 A
2 C	8 A	14 A	20 D
3 D	9 A	15 C	21 D
4 A	10 A	16 C	22 C
5 B	11 B	17 D	23 D
6 D	12 C	18 A	

TEST 30

1. Se observarán hematíes estrellados en muestras de orina:

a. Hipotónicas

b. Hipertónicas

c. Contaminadas

d. No son hematíes, sino levaduras

2. Qué hormonas intervienen en la regulación de los niveles de glucosa sanguínea:

a. Insulina   b. Glucagón

c. Cortisol   d. Todas

3. En el diagnóstico de la diabetes mellitus se emplea:

a. Test de tolerancia a la glucosa oral (TTGO)

b. Fructosamina

c Hemoglobina glicada.

d. Todas

4. Tinción de Zhiel-Nielsen. Se tiñe con:

a. ...fuchina básica y se decolora con alcohol

b. ...rojo congo y se decolora con alcohol

c. ...fuchina básica y se decolora con alcohol-clorhídrico

d. ...rojo congo y se decolora con alcohol-clorhídrico

5. El punto isoeléctrico de una proteína es el pH al que...:

a. ...la proteína no se mueve

b. ...la carga neta de la proteína es cero

c. ...la proteína migra al ánodo

d. A y B son ciertas

6. Sobre el estudio macroscópico es FALSO:

a. Se realiza a simple vista

b. Necesita la ayuda del microscopio

c. Consiste en observar el aspecto, consistencia, olor, etc. del producto eliminado

d. No es necesario realizarlo en el laboratorio

7. Hematuria significa:

a. Presencia de sangre en la orina

b. Presencia de proteínas en la orina

c. Escozor y dolor al orinar

d. Presencia de azúcar en la orina

8. Principal catión intracelular:

a. sodio   b potasio
c. calcio   d. magnesio

9. El contagio directo en una enfermedad infecciosa se produce a través de:

a. Gotas de Pflugee
b. Agua o excrementos
c. Objetos contaminados
d. Las tres son correctas

10. ¿Cuáles son las arterias que irrigan el corazón?

a. Cardiacas   b. Coronarias
c. Carótidas   d. Pulmonares

11. ¿Como se denomina un gran aumento de leucocitos normales en sangre periférica?

a. Hemofilia   b. Leucopenia
c. Leucocitosis   d. Leucimea

12. La sangre de todo el organismo llega al corazón a través de venas:

a. cavas   b. pulmonares
c. subclavias   d. innominadas

13. Uno de los siguientes métodos de esterilización NO es método físico:

a. Medios Ultrasónicos
b. Luz Ultravioleta
c. Radiaciones Ionizantes
d. Formaldehido

14. Los glóbulos blancos existentes en cada mm3 de sangre son, normalmente

a. 2.000   b. 4.000   c. 6.000   d. 9.000

15. En un adulto varón de 70 kg. el volumen plasmático total es:

a. 1.200 ml   b. 2.200 ml
c. 3.200 ml   d. 4.200 ml

16. Los leucocitos más abundantes de la sangre son:

a. Los linfocitos   b. Los monocitos
c. Los neutrófilos   d. Los eosinófilos

17. A partir del descubrimiento de los microorganismos se realiza una nueva clasificación de seres vivos que incluye el nuevo reino de:

a. Arqueas   b. Eucariotas
c. Protistas   d. Animáculos

18. Cuál de las siguientes es información obligatoria en el etiquetado de sustancias químicas peligrosas:

a. TLV   b. Pictogramas
c. Frases R y S   d. Las tres

19. La incertidumbre de medida es:

a. La desconfianza que produce una medición que, con toda probabilidad se ha realizados de manera incorrecta
b. La corrección que es preciso efectuar a un equipo para que proporcione la medida verdadera
c. El parámetro, asociado al resultado de una medida que caracteriza el intervalo de valores que pueden ser razonablemente atribuidos al mensurando
d. La falta de seguridad en la que la medida de un equipo sea correcta debido a una inadecuada manipulación del mismo

20. En la realización de ensayos, las curvas de calibrado han de prepararse:

a. Cada 10 días   b. Cada mes
c. Diaria   d. Cada 6 meses

21. El stock de seguridad no depende:

a. La capacidad de entrega del proveedor
b. La importancia del artículo para la actividad desempeñada
c. La evolución del precio del artículo
d. Depende de todos los anteriores

22. El mantenimiento preventivo (señale la incorrecta):

a. Supone un ahorro económico
b. Evita totalmente la aparición de averías
c. Reduce el desgaste de los equipos y materiales
d. Disminuye la frecuencia de averías

23. La precisión:

a. Es un porcentaje sin unidades
b. Tiene las unidades de los datos al cuadrado
c. Es el valor verdadero menos el más probable
d. Se determina por simple repetición

24. Cantidad de plaquetas que entra diariamente a circulación:

a. 30.000 – 40.000 plaquetas/ mm3
b. 10.000 – 50.000 plaquetas/ mm3
c. 20.000 – 60.000 plaquetas/ mm3
d. 50.000 – 80.000 plaquetas/ mm3

25. Cuáles de los siguientes son un tipo de hemolisis producida por los microorganismos

a. Alfa hemolisis   b. Beta hemolisis
c. Ganma hemolisis   d. Las tres

26. El test de O'Sullivan sé emplea para diagnosticar:

a. La DMID
b. La DMNID
c. La diabetes infantil
d. Diabetes gestacional

27. El método de elección para la determinación de proteínas totales en suero en el laboratorio clínico es:

a. Biuret
b. Precipitación con ácido tricloroacético
c. Kjeldahl
d. Absorción al IN

28. Los métodos turbidimétricos se emplean para la cuantificación de proteínas en:

a. Suero   b. LCR
c. Orina   d. B y C

29. Las pruebas de laboratorio que ayudan en la predicción del riesgo coronario incluyen las siguientes, excepto:

a. Ácidos grasos   b. Colesterol
c. HDL-colesterol   d. Triglicéridos

30. Se sospecha de una mala recogida de orina cuando:

a. El pH es muy alto
b. Hay gran cantidad de bacterias pero poca cantidad de leucocitos
c. Las dos

31. Hay 'isostenuria' cuando en la orina se da una densidad:

a. Baja constante   b. Baja
c. Alta   d. Variable

CLAVE DE RESPUESTAS

1 B	9 A	17 C	25 D
2 D	10 B	18 D	26 D
3 A	11 C	19 C	27 A
4 C	12 A	20 C	28 D
5 D	13 D	21 C	29 A
6 B	14 D	22 B	30 C
7 A	15 B	23 D	31 A
8 B	16 C	24 A	

1. Cuando existe un exceso primario de bicarbonato hay:

a. alcalosis respiratoria

b. alcalosis metabólica

c. acidosis respiratoria

d. acidosis metabólica

2. Cuando medimos pH el electrodo de referencia que normalmente empleamos es:

a. electrodo de calomelanos

b. electrodo de vidrio

c. electrodo de hidrógeno

d. electrodo de quinhidrona

3. El electrodo de Severinghaus se emplea para la medida de:

a. oxígeno   b. PCO2

c. pH   d. sodio

4. Para esterilizar a temperatura ambiente podremos emplear:

a. La Uperización

b. La Tyndalización

c. Los rayos gamma y los filtros de membrana

d. La Pasteurización

5. En las determinaciones serológicas, la detección de...:

a. ...de Ig M puede tener valor diagnóstico

b. ...de Ig M no tiene valor diagnóstico

c. ...de Ig G en una sola muestra siempre tiene valor diagnóstico

d. ...de Inmunoglobulinas totales o de Ig G muy elevadas siempre tiene valor diagnóstico

6. ¿Para qué se utiliza la ebullición?

a. Para desinfectar

b. Para esterilizar

c. Para limpieza de material y corte

d. Para esterilizar jeringuillas y agujas

7. ¿Como se denomina la expulsión de sangre en las heces?

a. Hematuria   b. Melenas

c. Esteatorrea   d. Rectorragia

8. La vacunación es una medida de prevención…

a. Primaria   b. Secundaria

c. Terciaria   d. Cuaternaria

9. ¿Cómo se llama la presencia de parásitos en el organismo humano?

a. Infestación

b. Enfermedad infecciosa

c. Infección

d. Ninguna de las anteriores es correcta

10. Respecto a la columna vertebral, es FALSO que:

a. Está formada por 43 huesos, denominados vértebras

b. Está dividida en región Cervical, Dorsal, Lumbar y Sacra

c. Las vértebras son huesos de tipo corto

d. Las vértebras están separadas por los discos intervertebrales

11. La oliguria es:

a. Incremento en el número de micciones

b. Disminución en el número de micciones

c. Incremento del volumen de orina eliminado

d. Disminución del volumen de orina eliminado

12. En los mecanismos de transmisión de enfermedades, señala ¿qué no es un fómite?

a. Vajillas y cubiertos   b. Agua y alimentos

c. Material quirúrgico   d. Juguetes y ropa

13. El déficit de vitamina d ó aneurina origina:

a. El Beri-Beri

b. El Escorbuto

c. La Pelagra

d. Caída capilar y Dermatitis seborréica

14. ¿Qué medida de primeros auxilios realizarías en caso de intoxicación por ácidos corrosivos?

a. Provocar el vómito

b. Dar agua y leche

c. Respiración artificial

d. Llamar al médico

15. La cortisona es una hormona producida por:

a. El hígado   b. La hipófisis

c. La cápsula suprarrenal d. El páncreas

16. Una de las siguientes sustancias NO produce color rojo en la orina:

a. Hemoglobina   b. Mioglobina

c. Porfirinas   d. Melanina

17. La presencia de gérmenes en la sangre se produce en:

a. Septicemia   b. Epidemia

c. Hemofilia   d. Hemoptisis

18. ¿Cuál es una barrera secundaria?

a. Cabinas   b. Batas

c. Vacunación   d. B y C son correctas

19. Sobre el registro de datos en el cuaderno de laboratorio, es FALSO:

a. Las observaciones, los datos y los cálculos deben registrarse sobre la marcha y deben poder relacionarse con el trabajo en cuestión

b. Los errores deben corregirse tachándolos y firmándolos, pero quedando legibles y sin borrarlos ni eliminarlos

c. Los cuadernos y hojas de trabajo deben ser debidamente custodiados bajo llave para que nadie pueda repetir el ensayo

d. Todos los aparatos, instrumentos, patrones, material y reactivos utilizados deben estar claramente especificados

20. En un laboratorio se realizará una identificación interna propia del laboratorio:

a. Siempre

b. Sólo con las muestras particulares

c. Sólo con algunas muestras

d. Unas veces sí y otras no

21. Si hemos representado las frecuencias en sectores circulares dentro de una circunferencia se trata de una representación gráfica conocida como:

a. Polígono cerrado

b. Diagrama de sectores

c. Polígono regular

d. Pictograma

22. La pipeta es un instrumento de laboratorio que tiene forma cilíndrica, esta abierto por su parte superior y:

a. Cerrado por el fondo que es hemisférico

b. Tiene fondo plano sobre el que se sostiene y está graduado en unidades de volumen

c. Y por la inferior, con una zona central de mayor diámetro, graduado en ml

d. Es de pequeño diámetro, invariable, y sin graduar, abierto por la parte inferior

23. ¿En cuál de estas dos tinciones se utiliza calor?

a. Kinyou
b. Zhiel Neelsen

24. Uno de estos grupos de fármacos suele ser objeto de monitorización en el laboratorio:

a. Antihipertensivos
b. Glucósidos cardíacos (digoxina, digitoxina, etc.)
c. Antieméticos
d. Miorrelajantes

25. ¿Cúales de las siguientes sustancias no son depresoras del SNC?

a. Alcohol
b. Opiáceos
c. Benzodiazepinas
d. Anfetaminas

26. La medida de alfafetoproteína (AFP) en líquido amniótico y suero de la madre está indicada ante la sospecha de:

a. Inmadurez pulmonar fetal
b. Incompatibilídad Rh materno-fetal
c. Gran premadurez o bajo peso
d. Deteccción selectiva de defectos de cierre del tubo neural

27. ¿Qué es la HCG?

a. La hormona del crecimiento
b. La gonadotrofina coriónica humana
c. La haptoglobina
d. Ninguna es cierta

28. Permite medir el grado de madurez pulmonar fetal:

a. Cociente lecitina/esfingomielina
b. Test de estabilidad de la espuma
c. Las dos
d. Ninguna

CLAVE DE RESPUESTAS

1 B	8 A	15 C	22 C
2 A	9 A	16 D	23 B
3 B	10 A	17 A	24 D
4 C	11 D	18 D	25 D
5 A	12 B	19 C	26 D
6 A	13 D	20 A	27 B
7 B	14 B	21 B	28 C

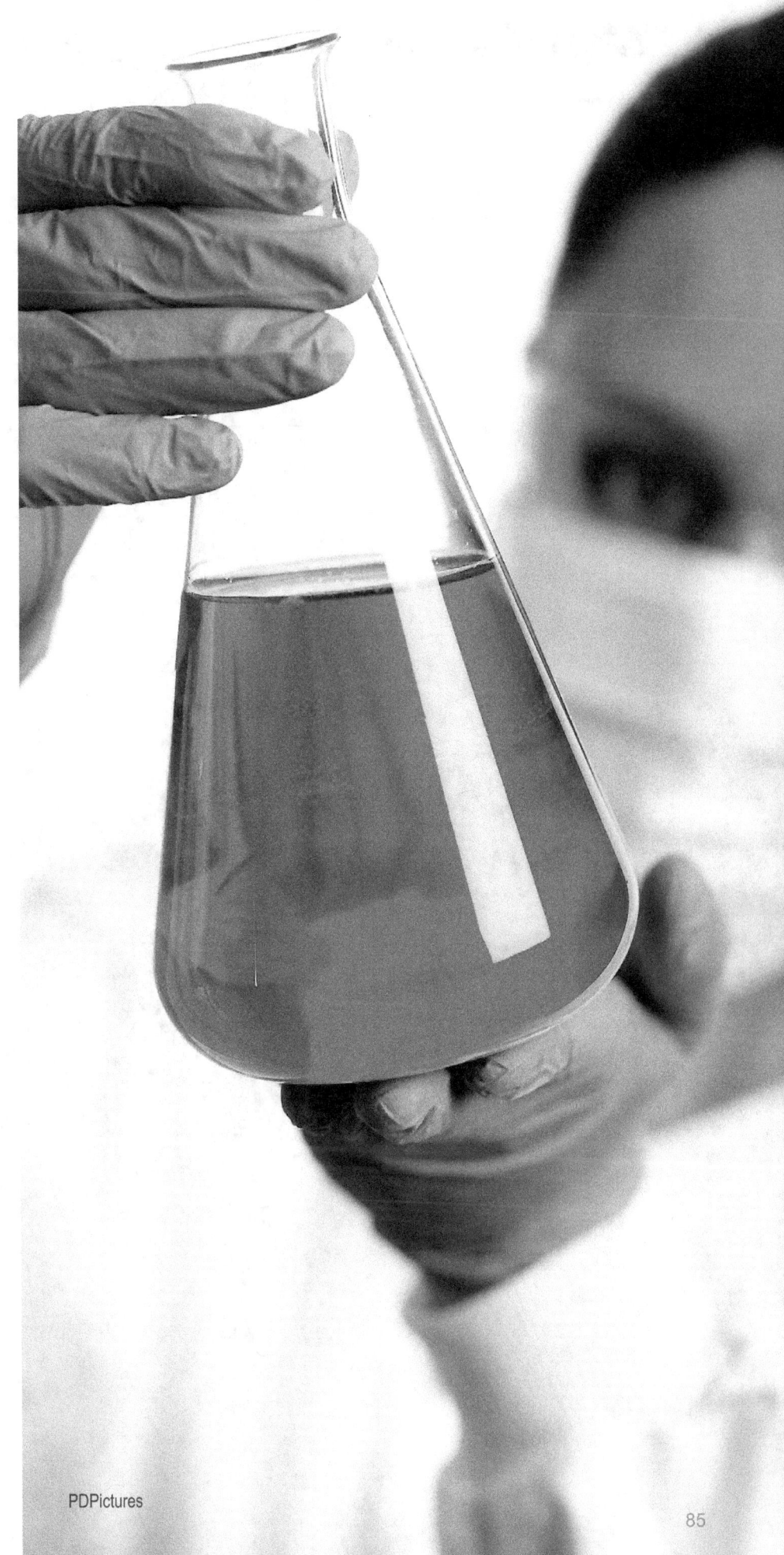

PDPictures

TEST 32

1. Cuál es correcta

a. La inmunoglobulina M no es una beta-globulina
b. La haptoglobina es una globulina alfa-1
c. La alfa-1-antitripsina aumenta en el enfisema pulmonar
d. Las gammaglobulinas disminuyen los procesos inflamatorios

2. El interlocutor del paciente con el equipo asistencial será:

a. La enfermera asignada
b. El responsable del acto a que se refiera el paciente
c. El médico asignado
d. Son ciertas A y B

3. ¿ Cuál es la isoenzima de la CPK más especifica del miocardio?:

a. CK-MM   b. CK-MB
c. CK-BB   d. CK-SS

4. La adición de optoquina (etilhidro-cupreina) a un medio de cultivo:

a. Favorece el crecimiento de Streptococcus pneumoniae
b. Favorece el crecimiento de Streptococcus sp
c. Inhibe el crecimiento de Streptococcus sp
d. Inhibe el crecimiento de Streptococcus pneumoniae

5. Actualmente existe un incremento de las infecciones hospitalarias:

a. Se dan con una frecuencia del 40% en vías urinarias
b. En un 25% en tejidos blandos
c. En un 15% en vías respiratorias
d. Todas son correctas

6. Cómo recoger la orina de un bebé:

a. Directamente en el bote de recogida
b. Colocando al niño semisentado
c. Directamente en la bolsa colectora
d. No se puede recoger orina a un bebé

7. Los fibroblastos son células típicas del tejido…

a. Óseo   b. Epitelial
c. Cartilaginoso   d. Conjuntivo

8. ¿Cómo se llama la transmisión de enfermedades infecciosas a través de organismos vivos?

a. Transmisión por fómites
b. Transmisión directa
c. Transmisión por vectores
d. Ninguna de las anteriores es correcta

9. Carga predominante de las proteínas plasmáticas a pH fisiológico:

a. Positiva   b. Negativa
c. Neutra   d. Isoeléctrica

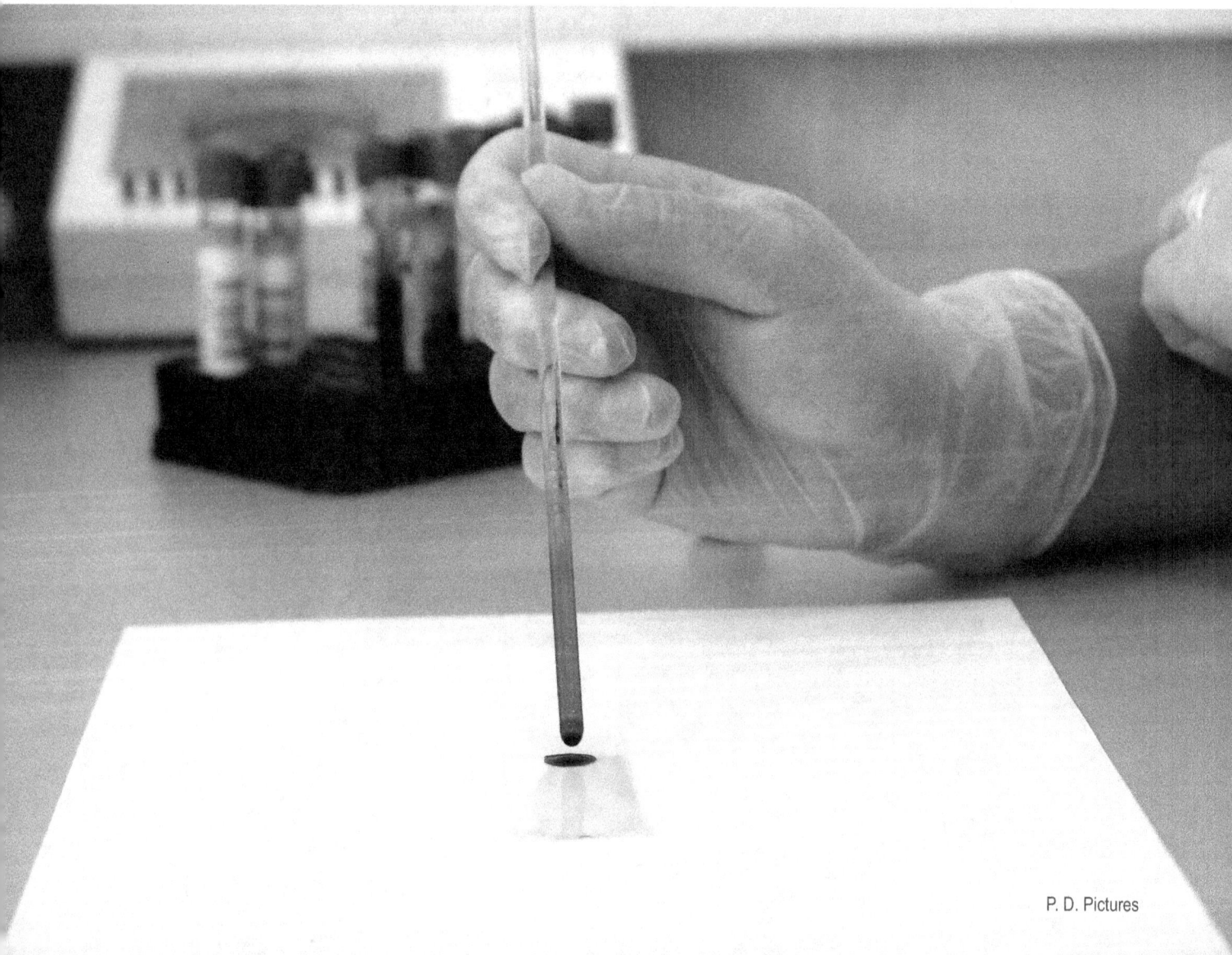

P. D. Pictures

10. La diabetes mellitus...

a. Se produce por la excesiva secreción de Insulina

b. Es una enfermedad de la sangre caracterizada por presentar hipoglucemias

c. Se manifiesta por Polifagia, Polidipsia, Poliuria

d. No tiene complicaciones en otras partes del organismo

11. La anemia ferropénica es producida por un déficit de...

a. Yodo   b. Magnesio

c. Flúor   d. Hierro

12. ¿Cuál de estos residuos se puede considerar como biosanitario?

a. Apósitos de herida

b. Bolsas de aspiración de líquido

c. Apósitos de cura

d. Todos

13. El potasio el principal...

a. ...catión extracelular

b. ...anión extracelular

c. ...catión intracelular

d. ...anión intracelular

14. En la determinación del biuret la intensidad del color depende de

a. Contenido en nitrógeno de la muestra

b. Concentración de aminoácidos fenólicos

c. Concentración del complejo de ioduro mercúrico

d. Número de enlaces peptídicos

e. Ninguna de las anteriores

15. Las sustancias fungicidas actúan contra...

a. las bacterias   b. los virus

c. los hongos   d. el polvo ambiental

16. El término hemoptisis indica:

a. Vómito de sangre

b. Expectoración con sangre

c. Enfermedad renal

d. Ninguna de las anteriores es cierta

17. La dilatación patológica de la pared de los vasos sanguíneos se denomina:

a. Arteriosclerosis   b. Shock

c. Aneurisma   d. Síndrome varicoso

18. Sintomatología derivada del consumo de drogas caracterizada por manifestar alucinaciones, ideas delirantes, estados emocionales anormales, trastornos psicomotores etc.:

a. Síndrome amnésico

b. Toxicomanía

c. *Trastorno psicótico

d. Sindrome diabetoide

19. La posibilidad de mejorar las curvas de calibrado y resultados, utiliza varios métodos. Cuál de los siguientes no es correcto:

a. Estándar interno

b. Adición estándar

c. Normalización de resultados

d. Sustitución de modelo matemático de cálculo

20. La propiedad por la que el resultado de una medición se puede correlacionar con patrones establecidos a través de una cadena ininterrumpida de comparaciones, teniendo establecidas las incertidumbres es:

a. El procesamiento

b. La trazabilidad

c. La planificación

d. La racionalidad

21. Una variable de carácter discreto es aquella que toma:

a. Un valor concreto

b. Resultados cada hora

c. Los resultados después de una calibración

d. Un resultado medio

22. El colesterol plasmático proviene de:

a. síntesis hepática

b. grasas vegetales de la dieta

c. grasas de origen animal de la dieta

d. *A y C son correctas.

23. El peso molecular del agua es de:

a. 1,8   b. 18   c. 188   d. 10

24. Entre cuántos lóbulos puede estar dividido el núcleo de un neutrofilo

a. 2 y 5   b. 1 y 3   c. 2 y 7   d. 1 y 8

25. Qué tinción se utiliza para saber si un microorganismo posee o no cápsula:

a. Tinción de Gram

b. Método de Hiss

c. Método de la tinta china

d. b y la c son correctas

26. ¿Por qué hay que cambiar los buffer de la electroforesis frecuentemente?

a. Porque se contaminan con los componentes de la muestra

b. Porque se concentran por evaporación

c. Porque se descomponen por efecto de la corriente eléctrica aplicada

d. Por todas las razones anteriores.

27. ¿Cuál es un aminoácido?

a. Valina   b. Gentamicina

c. Tiroxina   d. Péptido C

28. En individuos sanos, ¿cuál es la fracción proteica presente en el suero a mayor concentración?

a. Alfa-1-globulinas   b. Fibrinógeno

c. Gammaglobulinas   d. Albúmina

29. La movilidad de las proteínas en una electroforesis depende

a. Del potencial eléctrico

b. De la carga de la partícula

c. Del pH de la solución

d. Todas son ciertas

CLAVE DE RESPUESTAS

1 A	7 D	13 C	19 D	25 D
2 C	8 C	14 D	20 B	26 D
3 B	9 B	15 C	21 A	27 A
4 D	10 C	16 B	22 D	28 D
5 D	11 D	17 C	23 B	29 D
6 C	12 D	18 C	24 A	

1. La monitorización de fármacos:

a. Se debe realizar siempre
b. Sólo se realiza para determinados anti-bióticos
c. Indicada para fármacos con intervalo te-rapéutico estrecho
d. Siempre debe realizarse en la fase esta-cionaria

2. Los aminoglucósidos:

a. Producen nefro y ototoxicidad
b. De su determinación interesan los valores del pico y el valle
c. El más utilizado es la eritromicina
d. A y B son correctas

3. Los fármacos cardioactivos (digo-xina):,

a. Presentan un intervalo terapéutico amplio
b. Son muy tóxicos.
c. Presentan una relación dosis concentra-ción muy estable.
d. Se muestrean en el momento del pico.

4. El litio:

a. Se utiliza en el tratamiento de la narcolep-sia
b. Se une a las proteínas plasmáticas
c. Se elimina tras su metabolización
d. Ninguna es cierta

5. El paracetamol:

a. Es un antibiótico
b. Su intoxicación produce una grave lesión hepática
c. Su concentración en sangre se alcanza varias horas después de la ingesta
d. B y C son ciertas

6. La teofilina:

a. Es un broncodilatador que tiene un estre-cho margen terapéutico
b. Se metaboliza en el hígado
c. Su metabolismo aumenta con los inducto-res enzimáticos
d. Todas las anteriores son ciertas

7. En relación con la recogida de orina para análisis de drogas:

a. Se recoge en dos frascos estériles, bien etiquetados
b. Se requiere la presencia de un observa-dor, que garantice que la muestra no ha sido manipulada
c. Una alícuota se usa para la detección se-lectiva y se conservan las dos muestras para confirmación y contraanálisis
d. Se recoge en frasco limpio de recogida ordinaria y al azar

8. ¿Cómo se recoge el jugo gástrico?

a. Provocando el vómito
b. Realizando un sondaje nasogástrico (SNG)
c. A través de un drenaje peritoneal
d. Todas las respuestas son correctas

9. La tuberculosis se contagia por vía:

a. Contacto sexual   b. Aérea
c. Fómites   d. Agua y alimentos

10. ¿Dónde se encuentra la médula ósea roja en el adulto?

a. Los huesos planos y diáfisis de los largos
b. Epífisis
c. Diáfisis
d. Huesos cortos y epífisis de los largos

11. Presencia de grasa en heces:

a. Grasorrea   b. Lipidosis
c. Esteatorrea   d. Melenas

12. Sustancias 'nutritivas catalizado-ras' son:

a. Grasas   b. Proteínas
c. Vitaminas   d. Glúcidos

13. ¿Cuál de las siguientes respuestas no corresponde a la fracción sólida de la sangre?

a. Glóbulos rojos   b. Glóbulos blancos
c. Plasma sanguíneo   d. Plaquetas

14. Las fibras de purkinje forman parte del tejido:

a. Pancreático   b. Cardiaco
c. Cutáneo   d. Tejido óseo

15. La vitamina que interviene muy di-rectamente en la coagulación san-guínea es la

a. Vitamina B12   b. Vitamina A
c. Vitamina C   d. Vitamina K

16. Respecto a la técnica de recogida de orina de 24 horas:

a. Es una técnica estéril
b. Se pide al paciente que recoja la orina desde la segunda micción del primer día
c. La segunda micción del primer día se deshecha
d. Todas las afirmaciones anteriores son co-rrectas

17. Para fabricar los controles biológi-cos de esterilización se suelen utili-zar:

a. Virus de la Hepatitis B
b. Bacillus stearotermóphyllus
c. Hongos
d. Esporas de protozoos parásitos

18. Cuando se trabaja en el laboratorio con muestras biológicas se consi-dera una medida de prevención:

a. Reencapsular las agujas una vez utiliza-das para evitar pinchazos accidentales
b. Colocar algodones en el extremo de las pipetas cuando pipeteemos con la boca
c. Señalizar adecuadamente las zonas de peligro o riesgo biológico
d. Las tres son medidas de prevención

19. Un 'Resumen':

a. Contiene un breve sumario de cada sec-ción
b. Se escribe antes de redactar el resto de informe y se coloca en éste después el tí-tulo
c. Establece los objetivos principales y el fin de la investigación, describe brevemente la metodología empleada, sintetiza resul-tados y establece conclusiones
d. A y C son correctas

20. Cuál de estas NO es una caracte-rística de la trazabilidad:

a. Es una cadena ininterrumpida de compa-raciones
b. La incertidumbre de la media no se debe conocer en cada uno de los pasos de la cadena de comparaciones
c. La cadena de comparaciones debería acabar, siempre que sea posible, en una unidad del SI
d. La calibración debe repetirse a los ade-cuados intervalos, para asegurar el co-rrecto funcionamiento de los instrumentos

21. En el caso de medidas cuyas concentraciones esperadas son del orden de g/l para la mayoría de los casos. Para poder medirlas necesitamos:

a. Filtros
b. Equipos que alcancen esos niveles
c. Disponibilidad de los operarios
d. Repetir la medida 20 veces

22. Señala la correcta:

a. El personal técnico del laboratorio no tiene competencias en el mantenimiento de equipos
b. El mantenimiento de los equipos es competencia exclusiva de los fabricantes de los equipos
c. La formación del personal en el mantenimiento de equipos es vital para un correcto funcionamiento de los mismos
d. B y c son correctas

23. Cuál de los siguientes materiales es un material inventariable:

a. Vasos de precipitado   b. Gradillas
c. Vidrios de reloj   d. Pipetas automáticas

24. ¿Cuáles son los antigenos del sistema abo?

a. a   b. b   c. h   d. Las tres

25. Los microorganismos gram positivos en el microscopio se observan de color:

a. Rojo   b. Azul   c. Amarillo   d. Verde

CLAVE DE RESPUESTAS			
1 **C**	8 **B**	15 **D**	22 **C**
2 **D**	9 **B**	16 **B**	23 **D**
3 **B**	10 **A**	17 **B**	24 **D**
4 **D**	11 **C**	18 **C**	25 **B**
5 **D**	12 **C**	19 **D**	
6 **D**	13 **C**	20 **B**	
7 **D**	14 **B**	21 **B**	

TEST 34

1. Si se sospecha de Staphilococcus se debe hacer una prueba para diferenciar un aureuss de otra especie:

a. La de la catalasa   b. La de la coagulasa
c. La de la urea   d. La de nitratos

2. Pruebas que se realizan en el examen químico del LCR:

a. Glucosa y proteínas
b. Proteínas y CPK
c. Glucosa y Na
d. Proteínas y amilasa

3. En caso de hacer subcultivo ¿En qué medios se sembraría?

a. Chapman y agar sangre
b. Agar sangre y agar SS
c. Agar sangre, agar chocolate y medio enriquecido para el crecimiento de anaerobios
d. Tioglicolato

4. El autoanalizador detecta microorganismos en un frasco ¿ Cuál sería la siguiente maniobra?

a. Tinción de Giemsa
b. Tinción de Gram
c. Tinción de Gram y subcultivo
d. Subcultivo

5. Aproximadamente cuánto tardaría un sistema automatizado en detectar microorganismos si se tratase de una levadura

a. 48 – 72 horas   b. 18 – 24 horas
c. 1 semana   d. 120 días

6. ¿ Y si se sospecha de Brucella?

a. 3 días   b. 1 mes   c. 15 días   d. 24 horas

7. ¿Cuánto tiempo deben incubarse los frascos para el estudio de microorganismos habituales?

a. 5 – 7 días   b. 48 horas
c. 24 horas   d. 3 semanas

8. ¿A qué temperatura se deben almacenar las muestras de hemocultivos si no se pueden procesar inmediatamente?

a. A temperatura ambiente
b. En estufa de CO_2 a 37 ºC
c. En frigorífico a 4ºC
d. En estufa a 37 ºC

9. ¿Qué cantidad de muestra de este paciente es necesaria inocular para el crecimiento de microorganismos?

a. De 2 a 4 ml
b. De 1 a 4 ml
c. De 5 a 10 ml
d. De 200 a 300 microlitros

10. ¿Por qué se inocula sangre de este paciente en dos frascos con medio de cultivo?

a. Uno para el cultivo de microorganismos aerobios y otro para anaerobios
b. Uno para el cultivo de microorganismos habituales y otro para levaduras
c. Uno para el cultivo de micobacterias y otro para Cocos Gram +
d. Uno para el cultivo de Cocos Gram + y otro para Gram –

11. ¿Cuántas extracciones de hemocultivo se deberían realizar para un correcto diagnóstico por el laboratorio?

a. Con una es suficiente
b. Cada vez que el paciente tenga fiebre
c. Tres seriadas con un intervalo de al menos 30 minutos
d. Tres en días consecutivos

12. ¿En qué momento del día es aconsejable hacer la extracción de sangre para hemocultivo?

a. En ayunas   b. En un pico febril
c. Por la tarde   d. Cada ocho horas

13. ¿Cuáles de las siguientes bacterias son causantes de meningitis en pacientes adolescentes?

a. Streptococcus agalactiae y Enterobacterias
b. Escherichia coli y Lysteria monocytógenes
c. Neisseria meningitidis y Streptococcus pneumoniae
d. Cocos Gram positivos y Escherichia coli

14. ¿Cuál es la tinción de elección para el estudio de meningitis bacteriana en el LCR?

a. Tinción de rodamina
b. Tinción de Giemsa
c. Tinción de Gram
d. Tinción de safranina

15. ¿Cómo estará la glucosa en meningitis bacterianas y micóticas en el LCR

a. Aumentada
b. Disminuida
c. Dentro de los rangos normales
d. No aparece glucosa

16. ¿Qué nos indica la presencia de polimorfonucleares en una fórmula leucocitaria realizada al LCR?

a. Meningitis causada por toxoplasmosis
b. Meningitis causadas por micobacterias
c. Meningitis causadas por virus
d. Meningitis bacteriana

17. En el informe del recuento celular del LCR leemos pleocitosis ¿qué nos indica éste término?

a. Aumento de células
b. Disminución de células
c. Ausencia de células
d. Ninguna de las anteriores

18. Para hacer recuento celular en el LCR ¿qué cámaras tradicionales se utilizan?

a. Sahli y Thomas
b. Neubauer y Fuchs Rosenthal
c. Giemsa y Thomas
d. Método Sahli

21. ¿Con qué término se denomina si su color fuera amarillento?

a. Hemorrágico   b. Xantocrómico
c. Ictérico   d. Lipémico

22. Paciente adolescente que acude a urgencias del hospital con fiebre elevada y ciertos signos neurológicos. Se le realiza punción lumbar para la obtención de LCR y punción venosa para el cultivo de sangre. ¿A qué temperatura se mantendrá la muestra de LCR para el cultivo de bacterias si no podemos procesarla inmediatamente?

a. 37 ºC b. 25ºC c. 4 ºC d. 30ºC

23. Medios de cultivos rutinarios donde crece el Haemophilus influenciae:

a. Agar granada   b. Agar Mc Conkey
c. Agar chocolate   d. Agar Saboureau

24. En toma de muestras oncológicas:

a. no se debe hacer tras una exploración
b. cualquier manipulación eleva la tasa del marcador
c. esperar un tiempo en pacientes quimioterapias
d. Las tres son correctas

25. Magnitud que establece la concentración mínima de la muestra que debe estar presente para que se obtenga un resultado positivo en una determinación de drogas:

a. Carry over   b. Cut-off
c. Especificidad   d. Arrastre

26. Toda sustancia que introducida en un individuo modifica el funcionamiento de su aparato psíquico:

a. *Droga   b. Alimento
c. Maná   d. Delicatessen

27. Manifestaciones fisiológicas, comportamentales y cognoscitivas en las que el consumo de drogas adquiere prioridad para la persona, por encima de cualquier otro comportamiento:

a. Intoxicación aguda   b. *Dependencia
c. Síndrome de abstinencia   d. Mono

CLAVE DE RESPUESTAS

1 B	8 D	15 B	22 A
2 A	9 C	16 D	23 C
3 C	10 A	17 A	24 D
4 C	11 C	18 B	25 B
5 A	12 B	19 C	26 A
6 B	13 C	20 C	27 B
7 A	14 C	21 B	

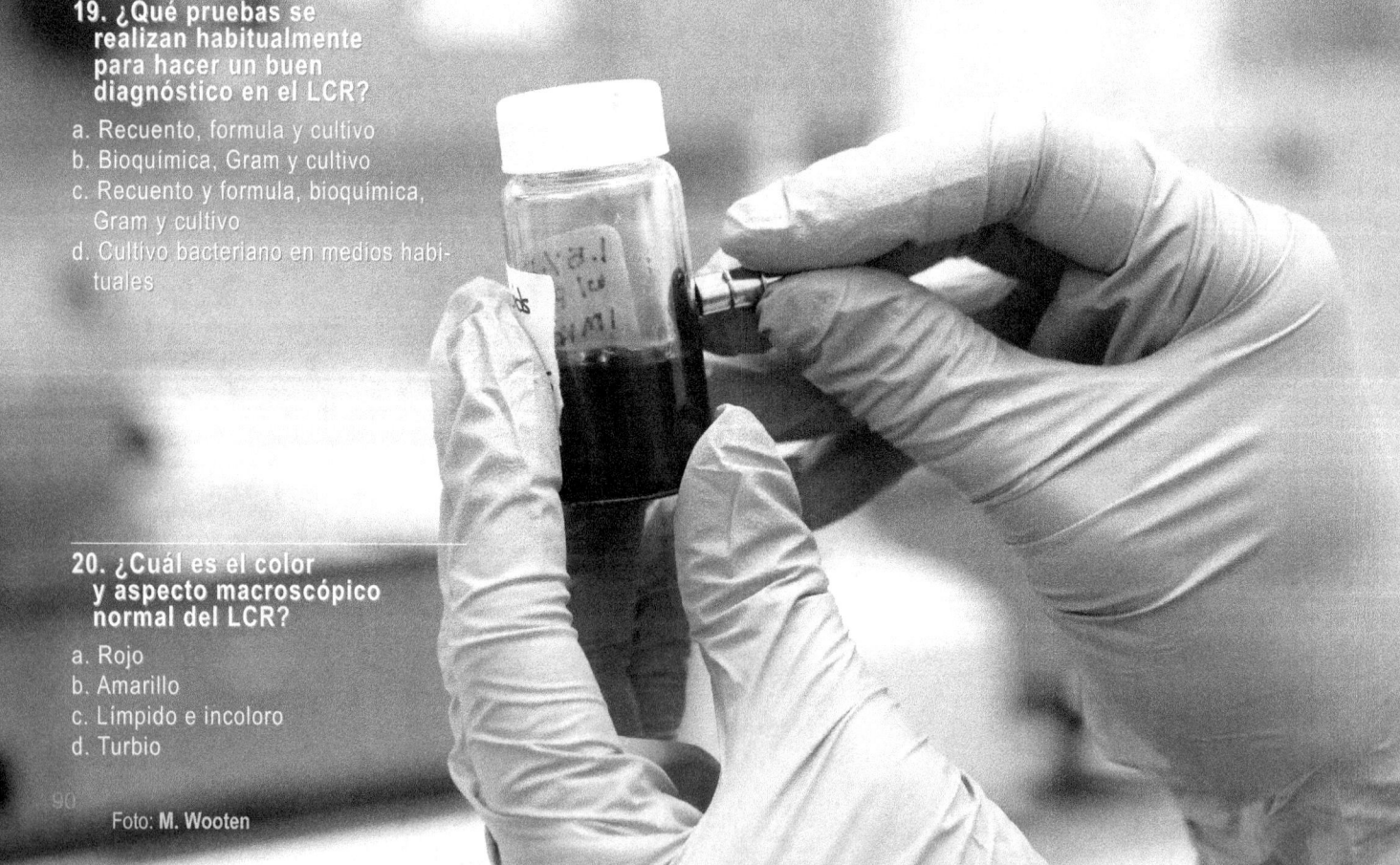

19. ¿Qué pruebas se realizan habitualmente para hacer un buen diagnóstico en el LCR?

a. Recuento, formula y cultivo
b. Bioquímica, Gram y cultivo
c. Recuento y formula, bioquímica, Gram y cultivo
d. Cultivo bacteriano en medios habituales

20. ¿Cuál es el color y aspecto macroscópico normal del LCR?

a. Rojo
b. Amarillo
c. Límpido e incoloro
d. Turbio

Foto: M. Wooten

1. Respecto a los valores de C3 y C4 en suero:

a. Los niveles de C3 y C4 bajos indican una activación importante de la vía clásica del complemento, habitualmente por inmunocomplejos
b. Los niveles de C3 y C4 bajos son característicos del angioderma hereditario
c. Los niveles de C3 y C4 normales con CH50 bajo, sugieren una deficiencia congénita de C3, o una activación marcada por la vía alterna
d. Todas las anteriores son falsas

2. En un microscopio el condensador es:

a. Una lente que amplia la imagen de una manera constante
b. El objetivo seco más comúnmente utilizado
c. La lente encargada de concentrar la luz sobre el objeto situado en la platina
d. El objetivo de inmersión más utilizado

3. Sobre los virus, es FALSO:

a. Contienen material genético
b. Tienen cubierta proteica
c. Necesitan de una célula hospedadora
d. Tienen metabolismo propio

4. El análisis de las cadenas ligeras libres en suero está indicado para:

a. Cuando un paciente presenta indicios de estar sufriendo un proceso neoplásico de células plasmáticas sin confirmación por electroforesis o inmunofijación
b. En casos de mieloma múltiple no secretor
c. En mieloma múltiple de cadenas ligeras
d. En todos ellos

5. Respecto a los monocitos, señale la INCORRECTA:

a. Tienen un diámetro entre 14 y 20 micras
b. Se producen en la médula ósea
c. Constituyen el 4-10% del total de leucocitos de sangre periférica
d. Permanecen en sangre periférica entre 12 y 24 horas, luego migran a los tejidos convirtiéndose en histiocitos y macrófagos

6. El ciclo biológico de un virus sigue las etapas:

a. Absorción- penetración- liberación y expresión del genoma viral
b. Absorción- liberación- penetración y expresión del genoma viral
c. Liberación-absorción-penetración y expresión del genoma viral
d. Adsorción- penetración – liberación y expresión del genoma viral

7. La calidad puede definirse desde tres puntos de vista fundamentales. Cuál NO:

a. Instrucción   b. Proceso
c. Estructura   d. Resultados

8. El ayuno provoca:

a. Aumento de la bilirrubina
b. Aumento de la glucosa
c. Disminución de los triglicéridos
d. Todas son correctas

9. Es indicativo de meningitis bacteriana cuando en el análisis bioquímico y en el recuento celular del LCR obtenemos los siguientes resultados:

a. Disminución de la glucosa, aumento de las proteínas y, en el recuento de las células, se observa aumento de leucocitos con predominio de neutrófilos
b. Glucosa normal, proteínas normales y, en el recuento de las células, se observa aumento de leucocitos con predominio de linfocitos
c. Aumento de la glucosa, proteínas normales y, en el recuento de las células, se observa aumento de leucocitos con predominio de neutrófilos
d. Aumento de la glucosa, proteínas normales y, en el recuento de las células, se observa aumento de leucocitos con predominio de linfocitos

10. El grado o cantidad de enfermedad que puede producir un agente causal se denomina:

a. Antigenicidad   b. Contagiosidad
c. Patogenicidad   d. Virulencia

11. Se preparó medio litro de una solución patrón de HNO3 1M. De esta solución se extrajeron 25 ml. y se llevaron a un matraz aforado de 50 ml, luego se completó añadiendo agua desionizada. Se puede afirmar que el valor de la concentración de la nueva solución será igual:

a. Al doble de la concentración de la solución patrón
b. Igual a la concentración de la solución patrón
c. A la mitad de la concentración de la solución patrón

12. Una recta de calibrado utilizada en el ajuste de un equipo de medida de laboratorio:

a. Siempre debe de pasar por la intersección de los dos ejes de coordenadas
b. Tiene un buen nivel de ajuste para valores de coeficiente de correlación (r)≥0,9
c. Requiere de una pendiente mínima para darla por válida

13. La carga viral es:

a. Cuantificación en suero del ARN viral en pacientes infectados por VIH
b. Cuantificación en suero del ADN viral en pacientes infectados por VIH
c. Cuantificación en plasma del ARN viral en pacientes infectados por VIH
d. Cuantificación en plasma del ADN viral en pacientes infectados por VIH

14. En las brucellas:

a. La catalasa y la oxidasa resultarán positivas
b. Indol, gelatina, Voges-Proskawer y rojo de metilo serán negativos en todos los casos
c. La opción B es falsa
d. Son verdaderas A y B

15. ¿Qué caracteriza a los medios inmunoenzimáticos (ELISA)?

a. El marcador es un isótopo radioactivo
b. No tiene sensibilidad ni especificidad
c. No son aplicables a la reacción antígeno-anticuerpo
d. El marcador es una enzima

16. Las muestras en la centrífuga se colocan en:

a. rotor o cabezal   b. carcasa
c. motor   d. cámara

17. En el revelado del KIA, ¿qué indica un color rojo fuerte?

a. Que utiliza la glucosa y la lactosa
b. Que no utiliza la lactosa pero sí la glucosa
c. Que no utiliza la galactosa
d. Que no utiliza la glucosa ni la lactosa, pero sí las peptonas

18. La vía de administración de las anfetaminas es:

a. Oral
b. Oral, inyección e inhalación
c. Fumada y oral
d. Ninguna es correcta

19. La familia herpesviridae está compuesta por una serie de virus de gran importancia, los principales son:

a. Herpes simple, Varicela-Zoster, Citomegalovirus y Epstein-Barr
b. Herpes simple, Varicela-Zoster, Citomegalovirus y Parotiditis
c. Herpes simple, Varicela-Zoster, Parvovirus y Epstein-Barr
d. Herpes simple, Varicela-Zoster, Adenovirus y Parotiditis

20. Toda muestra que se reciba en las sección de citometría y para poder procesarla, tenemos que:

a. ...introducirla directamente en el citómetro si viene en EDTA
b. ...hacerles una mezcla o suspensión
c. ...dispersar las células de tejidos sólidos
d. Son correctas B y C

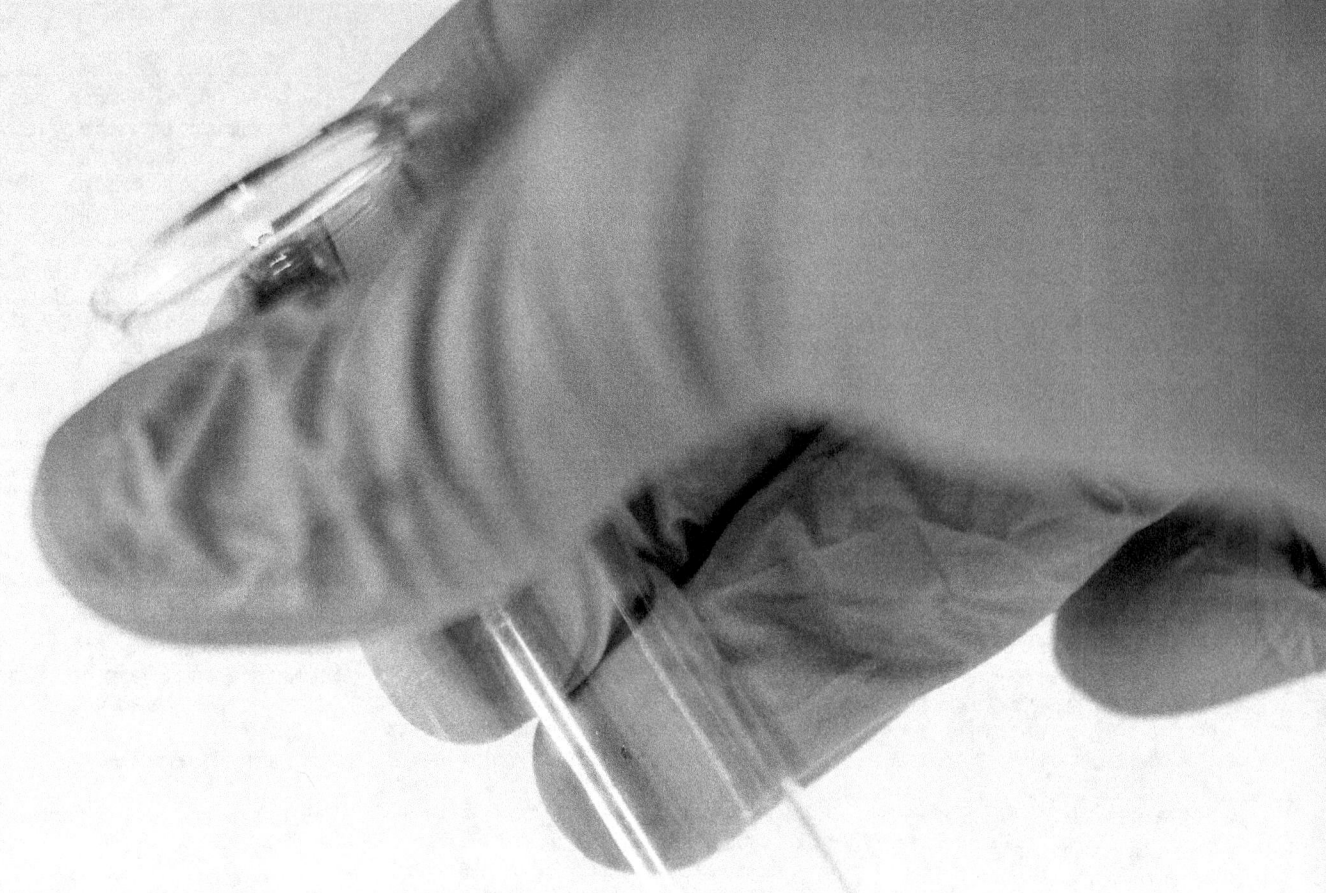

21. Una disolución se dice que es 1 Normal cuando:

a. Contiene 1 equivalente gramo por litro
b. Contiene 1 mol por litro
c. Contiene 1/10 equivalente gramo por litro
d. Contiene 1 mol por 100 mg

22. Diga cuál de las siguientes muestras son inaceptables para el cultivo de anaerobios:

a. Contenido gástrico, heces, hisopos rectales
b. Esputos
c. Hisopos de encías
d. Todas son inaceptables

23. ¿Qué catión intracelular de los que se citan actúa como cofactor de muchos sistemas Enzimáticos?

a. sodio   b. cloro
c. calcio   d. magnesio

24. ¿Cuál de los siguientes medios es inhibidor de los microorganismos gram positivos?

a. Agar sangre   b. Caldo común
c. MacConkey   d. Caldo selenito

25. En la técnica ELISA aplicada a la investigación de un microorganismo, el denominado conjugado contiene:

a. Anticuerpos complementarios al microorganismo a investigar
b. Una enzima que reacciona con el microorganismo que estamos estudiando
c. Anticuerpos unidos a una enzima

26. En los resultados de un control de calidad durante cinco días consecutivos, hemos obtenido los siguientes resultados: 2,10 / 2,00 / 2,05 / 2,07 / 2,00. ¿Cuál es su moda?

a. 2,01   b. 2,00   c. 2,04   d. 2,02

27. De las siguientes células ¿Cuál no pertenece al sistema inmune?

a. Neutrófilos   b. Hematíes
c. Linfocito   d. Monocito

28. De las distintas técnicas para separar sustancias, ¿Cuál está basada en el principio físico de la diferencia de densidad?

a. Electroforesis   b. Centrifugación
c. Cromatografía   d. Filtración

29. ¿Qué dos conceptos están relacionados con el huésped susceptible?

a. Sensibilidad y especificidad
b. Capacidad e inmunidad
c. Resistencia e inmunidad
d. Capacidad y resistencia

30. Respecto al error sistemático:

a. Afecta a la precisión
b. Se corrige con la calibración
c. Es impredecible
d. Muestra la concordancia de nuestro resultado con el valor verdadero

31. En la evaluación de un método para la a cuantificación de un determinado compuesto, una recuperación analítica del 100%, significa que:

a. Es un método muy exacto
b. Es un método muy preciso
c. La linealidad es del 100%
d. Es un método impreciso

32. ¿Cuál de los siguientes no es un objetivo directo de un sistema de gestión de la calidad según la norma ISO en un laboratorio?

a. Disminución del gasto
b. Mejora de la satisfacción de los clientes
c. Detección y corrección de errores
d. Determinar las funciones de cada uno de los miembros del laboratorio

33. Las enzimas son sustancias que intervienen en múltiples reacciones organismo. Sobre las características enzimáticas es INCORRECTO:

a. La mayoría de las enzimas son solubles en agua

b. Son eficaces en muy pequeñas cantidades

c. Presentan especificidad de sustrato y acción

d. No necesitan unas condiciones ambientales determinadas de pH y temperatura para llevar a cabo su trabajo o su acción

34. Cuando hablamos de un paciente con Hemofilia A. ¿En qué factor de coagulación se produce el déficit?

a. Factor V   b. Factor VII

c. Factor VIII   d. Factor X

35. ¿Cuál de los siguientes es un Bacilo gram positivo aerobio y posee Ácidos Micólicos en su pared celular?

a. Staphylococcus   b. Klebsiella

c. Nocardia   d. Prevotella

36. ¿Cuál de las siguientes características NO es típica de las micobacterias?

a. Son bacilos rectos o ligeramente curvados

b. Son esporuladas

c. Son BAAR positivos

d. Son inmóviles

37. ¿Cuál de estos aditivos NO es apto para la conservación de los concentrados de hematíes?

a. ACD   b. CPD   c. PDCAT   d. CPDA

38. Cuando observamos una microconidia al microscopio, ¿a qué microorganismos se hace referencia?

a. Virus   b. Hongos

c. Bacterias   d. Parásitos

39. Señale lo INCORRECTO sobre la bilirrubina:

a. La bilirrubina es un producto del catabolismo de la hemoglobina

b. Se transporta por el plasma unida a la albúmina

c. La ictericia neonatal es un caso de hiperbilirrubinemia

d. No se usa en el diagnóstico de la ictericia

40. El procedimiento para obtención del líquido pleural se denomina:

a. Punción medular

b. Pleuroctomia

c. Toracocentesis

d. Punción supra púbica

41. Sobre la serie linfoide es FALSO:

a. Los órganos linfoides primarios son la médula ósea y el timo

b. Los linfocitos B maduran en el timo

c. Los linfocitos son los responsables de la inmunidad específica y de la producción de anticuerpos

d. Las células plasmáticas no suelen observarse en sangre periférica

42. Estudiando un cariotipo con bandas g, observamos que un par de los cromosomas 22 tiene unos satélites de tamaño inusual. Para poder estudiar esta región, la mejor tinción sería:

a. Bandas Q   b. Bandas de replicación

c. Bandas NOR   d. Bandas R

43. La línea de maduración normal de las plaquetas es:

a. Megacarioblasto, promegacariocito, megacariocito y plaquetas

b. Megacariocito, promegacarioblasto, megacarioblasto y plaquetas

c. Plaquetas, megacariocito, promegacariocito y megacarioblasto

d. Ninguna de las anteriores es cierta

44. No interfiere en la analítica:

a. Suero lipémico   b. Fármacos

c. Hemólisis   d. Color de piel

45. En la valoración preanalítica de la muestra de líquido pleural:

a. Observaremos el color y si éste es lechoso sospecharemos que el paciente tiene un hemotórax

b. Si vemos que la muestra está transparente nos orientará hacia un derrame quiloso

c. Si está hemorrágico sospecharemos de un quilotórax

d. Si está achocolatado podría significar la presencia de un absceso amebiano

46. Se considera un marcador precoz de lesión miocárdica:

a. CK   b. Troponina

c. Amilasa   d. CK-MB

47. La Unión Europea, ha codificado una serie de frases que describen los riesgos (frases r) y las medidas de seguridad (frases s), en los productos químicos. Indica lo FALSO:

a. Forma compuestos metálicos explosivos muy sensibles (frase R)

b. Protéjase del calor. (frase S)

c. Evítese el contacto con la piel (frase S)

d. Son todas ciertas

48. Qué virus NO es ADN:

a. Citomegalovirus

b. Virus del papiloma humano

c. Influenza A

d. Hepatitis B

49. Sobre los líquidos pleurales:

a. Un derrame pleural se diferencia entre trasudado y exudado

b. El trasudado es un líquido con elevada concentración de proteínas

c. El exudado es un líquido con baja concentración de proteínas

d. Su color normal es verde amarillento y abundante

50. No es una causa de alcalosis metabólica:

a. Pérdida de jugos gástricos

b. Oliguria

c. Diabetes

d. Tratamientos largos con corticoides

51. ¿Cómo esperaría encontrar los niveles de gonadotropina coriónica humana, en un embarazo ectópico?

a. Notablemente aumentados

b. Disminuidos

c. Normales

d. Ligeramente aumentados

52. En las tinciones Rodamina-Auramina el tinte empleado como contraste es:

a. Verde malaquita

b. Permanganato potásico

c. Azul de metileno

d. Naranja de acridina

53. ¿Qué prueba deberíamos realizar para determinar la fragilidad capilar?

a. Succión   b. IVY

c. Factor plaquetario IV   d. TEG

54. Ante la ausencia de enfermedad hepática. ¿En qué casos nos podemos encontrar con una fosfatasa alcalina elevada?

a. En enfermedades óseas

b. Durante el crecimiento

c. Durante el tercer trimestre del embarazo

d. En todos los casos anteriores

55. ¿Cuándo está indicado realizar la prueba PSAL?

a. si la PSAT es > 10 ng/ml

b. si la PSAT es < 4 ng/ml

c. si la PSAT está entre 4-10 ng/ml

d. se realiza conjuntamente con la PSAT

56. Sobre la determinación de gases en sangre mediante el electrodo de Clark:

a. La membrana es permeable a las moléculas de oxígeno y los iones

b. Se trata de un método potencio métrico

c. Su cátodo y ánodo no están sumergidos en solución electrolítica

d. En el electrodo tiene lugar una reducción del oxígeno

57. Los cilindros hemáticos:

a. Están compuestos fundamentalmente de proteínas sin inclusiones

b. Son un signo de lesión a nivel del parénquima renal

c. Su presencia en el sedimento no tiene significación clínica

d. Son los cilindros más abundantes de la orina

58. ¿Cuál de estos microorganismos NO es una enterobacteria?

a. E.coli

b. Klebsiella pneumoniae

c. Enterococcus

d. Proteus mirabilis

2659. Para eliminar los efectos de una Galactosemia detectada en un Programa de Cribado Neonatal tendremos que eliminar de la dieta:

a. Grasas

b. Azúcares

c. Leche y productos lácteos

d. Aminoácidos

60. Las pruebas de sobrecarga oral de glucosa sirven:

a. Para establecer el diagnóstico en casos de personas que tienen glucosuria pero no manifiestan síntomas clínicos de diabetes y que además tienen niveles de glucosa normales tanto en ayunas como postprandial

b. Para aquellas personas que tienen síntomas de diabetes pero no presentan glucosuria y además tienen los niveles de glucosa en ayunas normales

c. Para mujeres que han dado a luz niños con peso excesivo (4- 5 Kg)

d. Todas son correctas

61. De la hormona de crecimiento (GH). Señale lo FALSO:

a. es secretada por la hipófisis anterior

b. está relacionada con el factor de crecimiento insulínico tipo 1 (IGF-1)

c. responde a la GhRH

d. para su análisis nunca se recurre a pruebas dinámicas de estimulación o supresión

62. El índice de Fosfatasa alcalina granulocitaria (FAG) permite diferenciar:

a. Leucemia mieloide crónica subclase M1 de la subclase M2

b. Leucemia mieloide crónica subclase M6 de la subclase M7

c. Leucemia mieloide aguda de reacciones leucemoides

d. Leucemia mieloide crónica de reacciones leucemoides

63. De las siguientes proteínas, señale cuál interviene en la fijación del cobre:

a. Transferrina

b. Hemopexina

c. Hemoglobina

d. Ceruloplasmina

64. Los Ac del sistema ABO son:

a. Regulares, no activan el complemento

b. IgM, naturales, aglutinantes

c. IgM, aglutinantes, atraviesan la placenta

d. IgG, temperatura óptima 37°C

65. Qué debemos evitar en la determinación de amonio en sangre:

a. tubo de muestra destapado

b. fumar

c. plasma con EDTA (Etilen Diamino Tetracético)

d. A y B son ciertas

66. El contenido de solutos osmóticamente activos por peso, medido en osmoles por Kg de disolvente se denomina:

a. Osmolaridad

b. Osmolalidad

c. Molaridad

d. Normalidad

67. paciente de 74 años de edad, asintomático, que en una analítica de rutina presenta 40.000 plaquetas/pL, siendo el resto del hemograma normal y la bioquímica completa normal:

a. El diagnóstico más probable es una Púrpura Trombocitopénica Idiopática y se debe iniciar tratamiento esteroideo lo antes posible

b. Se trata de una trombopenia grave con alto riesgo de sangrado espontáneo

c. Se debería realizar un frotis de sangre periférica para descartar una pseudotrombocitopenia o una trombopenia espúrea antes de realizar medidas adicionales

d. El diagnóstico más probable es el de un síndrome mielodisplásico, por lo que la prueba inicial sería un estudio de médula ósea

68. El medio de cultivo Mycosel (r) para hongos:

a. Se utiliza para la siembra de muestras superficiales

b. Se utiliza para el aislamiento de hongos en patología respiratorias

c. Las colonias de levaduras adquieren un color diferente según la especie

d. Es específico para el aislamiento de hongos del género Aspergillus

69. Con respecto al género Mycoplasma señale la correcta:

a. Carecen de pared celular

b. Se tiñen como Gram positivos

c. Son muy sensibles a betalactámicos

d. Siempre presenta forma bacilar

70. ¿Qué células son positivas para la naftol-AS-D-acetato-esterasa que es inhibida por el fluoruro sódico?

a. Monocitos

b. Linfocitos

c. Neutrófilos

d. Eosinófilos

71. 'Hooloenzimas', o también:

a. Enzimas espintélicas

b. Enzimas conjugadas

c. Enzimas no conjugadas

d. Enzimas pectólicas

72. Si se sospecha de meningoencefalitis producida por Cryptococcus, ¿qué tipo de tinción emplearlas?

a. Rodamina-auramina

b. Zielh - Neelsen

c. Tinta china

d. Naranja de acridina

73. Normalmente, los concentrados de plaquetas de donante único, se administran para:

a. Cualquier paciente

b. Pacientes de los que se desconoce el grupo

c. Adolescentes

d. Pacientes con aloinmunización

74. No es un medio de elección en general para realizar un antibiograma:

a. Muller-Hinton

b. Tioglicolato

c. Wilkins-Chalgren para anaerobios

d. Agar MacConkey

75. Es un anticuerpo anti-ena:

a. ANCA

b. LKM

c. RNP

d. ASMA

76. La Fasciola Hepática es:

a. Un Cestodo

b. Una Ameba

c. Un Nematodo

d. Un Trematodo

77. La sustancia que inhibe la adhesión de los trombocitos es:

a. Endoperóxido PGG2

b. Prostaglandina E2

c. Prostaciclina

d. Tromboxano A2

78. Los cilindros presentes en el sedimento urinario son signos de:

a. Aumento de proteínas

b. Aumento de la densidad

c. Su presencia en el sedimento no tiene significación clínica

d. Son las células más abundantes del sedimento urinario

79. En la defensa inmune contra virus se implican varios mecanismos, indica cual de los siguientes no se produce al inicio de la infección sino de forma más tardía:

a. Inmunidad celular específica con multiplicación de las linfocitos T citotóxicos

b. Producción de interferón

c. Inmunidad humoral con aparición de anticuerpos locales (IgA)

d. Respuesta inflamatoria inespecífica

80. La PCR (reacción en cadena de la polimerasa):

a. Utiliza isótopos radiactivos
b. Es una reacción de precipitación
c. Se detecta la presencia de antígenos
d. Se amplifica una secuencia de ADN

81. La hemofilia es un trastorno congénito ligado al cromosoma x. ¿a qué factor de la coagulación afecta la hemofilia b?

a. Factor VIII
b. Factor V
c. Factor X
d. Factor IX

82. Desde el punto de vista legal, los residuos sanitarios pueden ser considerados como:

a. Residuos sólidos urbanos
b. Desechos
c. Residuos tóxicos y peligrosos
d. Todo lo anterior

83. Cuando se diagnostica una enfermedad por infección vírica, encontraremos la proteína C reactiva:

a. Baja
b. Elevada
c. Muy elevada
d. Son ciertas B y C

84. La tinción de la peroxidasa es positiva en:

a. Serie Linfoide
b. Serie Mieloide
c. Serie Eritroide
d. Plaquetas

85. Sobre los cromosomas, es FALSO :

a. Solamente son visibles con microscopio óptico durante la meiosis
b. Son los encargados de la transmisión de los caracteres hereditarios
c. Son cada uno de los corpúsculos que existen en el núcleo de las células
d. Están compuestas por dos cromátidas

86. Qué termino se usa cuando los hematíes con genotipo MM reaccionan más intensamente con suero anti M que con los hematíes de genotipo MN:

a. Efecto trans
b. Efectos dosis
c. Efecto supresor
d. Efecto CIS

87. Los cilindros urinarios con mayor índice de refracción son:

a. Bacterianos
b. Hemáticos
c. Céreos
d. Hialinos

88. Señale la INCORRECTA sobre residuos líquidos sanitarios generados en el laboratorio clínico:

a. Para trasvasar líquidos no se utilizarán guantes
b. El recipiente se cerrará con el tapón adecuado
c. Se identificará el recipiente con la etiqueta correcta
d. Se depositarán en el contenedor adecuado

89. Algunos de los factores que contribuyen en las infecciones hospitalarias son:

a. Mala técnica del lavado de las manos de los cuidadores
b. Manipulaciones en los sistemas intravenosos
c. Colocación de los catéteres en las urgencias
d. Todas son correctas

90. Las técnicas analíticas para monitorización de fármacos pueden ser:

a. Inmunoensayos
b. Técnicas cromatográficas
c. Inmunonefelometricas
d. Todas son verdaderas

91. La inmunidad adaptativa humoral está secretada por:

a. Células diana
b. Toxinas
c. Células plasmáticas derivadas de los linfocitos B
d. Corpúsculos

92. ¿Cuál de las siguientes hormonas no interviene en la regulación de los niveles de calcio en sangre?

a. Calcitonina
b. Vitamina D
c. PTH
d. Tiroxina

93. Qué parámetros de laboratorio NO es característico del Lupus Eritematoso Sistémico (LES):

a. Hipocomplementemia (C3, C4 o CH50)
b. Leucopenia y linfopenia
c. Anticuerpos anti-ADN nativo-positivos
d. Leucocitosis

94. ¿Qué muestra solicitaríamos preferiblemente para la electroforesis de proteínas séricas?

a. Suero
b. Plasma
c. LCR
d. Orina

95. Con respecto a la Pseudomona aeruginosa es cierto:

a. Es una Bacteria Gram negativa, aerobia, oxidasa positiva
b. Secreta variedad de pigmentos como la Piocianina, Fluoresceína y Piorrubina
c. Produce un olor dulce característico semejante al de las uvas
d. Todas son correctas

96. El medio de cultivo Sabouraud se utiliza para el aislamiento de:

a. Levaduras
b. Staphilococos
c. Listerias

97. El proceso de investigación será:

a. Aleatorio
b. Desestructurado
c. Sistemático
d. Subjetivo

98. La mejor fuente de luz que se puede utilizar en un equipo de emisión atómica, es:

a. Lámparas de cátodo hueco
b. Láser de díodos
c. Ninguna de las anteriores es correcta

99. En los test rápidos de detección de antígeno de Streptococcus pneumoniae en orina:

a. Los tiempos son orientativos
b. El volumen de orina es orientalivo
c. Hay que seguir las instrucciones del documento 'insert" de la técnica
d. Cada laboratorio ajusta parámetros según el diagnóstico

100. En el estudio microscópico del sedimento urinario:

a. el uso de contraste de fases es recomendable en la diferenciación de hematíes
b. los cristales de colesterol nunca se observan en orina
c. no existen microscopios específicos para formas cristalinas
d. en ocasiones podemos buscar cristales en orina de 24 horas

CLAVE DE RESPUESTAS

1 A	26 B	51 B	76 D
2 C	27 B	52 B	77 C
3 D	28 B	53 A	78 A
4 D	29 C	54 D	79 C
5 D	30 B	55 C	80 D
6 D	31 A	56 D	81 D
7 A	32 A	57 B	82 D
8 A	33 D	58 C	83 A
9 A	34 C	59 C	84 B
10 D	35 C	60 D	85 A
11 C	36 B	61 D	86 B
12 C	37 C	62 D	87 C
13 C	38 B	63 D	88 A
14 D	39 D	64 B	89 D
15 D	40 C	65 D	90 D
16 A	41 B	66 B	91 C
17 D	42 C	67 C	92 D
18 B	43 A	68 A	93 D
19 A	44 D	69 A	94 A
20 D	45 D	70 A	95 D
21 A	46 B	71 B	96 A
22 D	47 D	72 C	97 C
23 D	48 C	73 D	98 C
24 C	49 A	74 D	99 C
25 C	50 B	75 C	100 A

1. Es considerado como material inventariable:

a. Un tubo de ensayo
b. Un microscopio
c. Una placa de Petri
d. Una punta de micropipeta automática

2. La reacción (observada por cambio de color) en la celulosa de la tira reactiva de orina que utiliza el nitropusiato de sodio, (test de Legal) nos sirve para medir de forma semicuantitativa:

a. presencia de urobilinógeno
b. presencia de hematíes
c. presencia de bilirrubina
d. presencia de cuerpos cetónicos

3. ¿Qué se entiende por seroconversión?

a. La aparición de anticuerpos en sangre
b. El aumento del título de anticuerpos al menos 4 veces por encima de lo normal
c. La sustitución de anticuerpos IgM por IgG
d. Cualquier cambio del estado serológico del individuo

4. En la regulación del eje hipotálamo-hipófisis-tiroides, la liberación de TSH está controlada:

a. Por los niveles de hormonas tiroideas circulantes, que inhiben su liberación
b. Por la tiroliberina (TRH) o factor liberador de TSH, que estimula su liberación
c. Por la somatostatina y la dopamina, que inhiben su liberación
d. Todas son correctas

5. La célula de Reed-Stemberg es típica del:

a. Linfoma de Hodgkin
b. Linfomas no Hodgkin
c. Mieloma múltiple
d. Leucemia linfoide aguda

6. Para la observación de trichomona vaginalis utilizamos:

a. Tinción simple con azul de metileno
b. Preparación en fresco
c. Campo oscuro
d. Tinción con violeta de genciana

7. En una conexión unidireccional entre el Analizador y el sistema informático del Laboratorio:

a. La información sólo puede pasar del sistema informático del laboratorio al analizador
b. El analizador transmite primero el número de identificación al sistema informático del laboratorio para que este comunique las pruebas que han sido solicitadas
c. La información sólo puede pasar del analizador al sistema informático del laboratorio
d. La comunicación de los resultados desde el analizador al sistema informático de laboratorio debe hacerse siempre de forma manual

8. El pH de las heces normales tiene valores comprendidos entre:

a. 5,5 y 6,2   b. 6,8 y 7,2
c. 7,9 y 8,4   d. 8,5 y 9,5

9. Cuál de las siguientes enfermedades NO produce hipocalcemia:

a. Insuficiencia renal
b. Pancreatitis aguda
c. Hipoparatiroidismo
d. Cáncer de mama

10. Dentro de los parásitos, un ejemplo de protozoo y otro de metazoo son:

a. Giardia lamblia y Enterobius vermicularis
b. Trichomonas vaginalis y Cryptosporidium parvum
c. Ascaris lumbricoides y Taenia saginata
d. Pneumocystis carinii y Toxoplasma gondii

11. Proceso en el que el material del laboratorio queda libre de microorganismos, incluso de las esporas:

a. Esterilización
b. Desinfección física
c. Desinfección química
d. Limpieza

12. ¿Qué tipo de tinción es la Ziehl-Neelsen?

a. estructural   b. calcoflúor
c. simple   d. diferencial

13. Para detectar un Ag soluble por aglutinación se puede hacer por:

a. aglutinación en medio albuminoso
b. Coombs directa
c. aglutinación directa y centrifugación
d. inhibición de la aglutinación

14. NO es una prueba útil para el diagnóstico de la hemoglobinuria paroxística nocturna:

a. Citometría de flujo
b. Electroforesis de hemoglobinas
c. Prueba de la sacarosa
d. Prueba de la hemólisis en medio ácido

15. Con respecto al coeficiente de variación es FALSO:

a. Permite comparar la precisión con mayor facilidad que la desviación estándar
b. Es una medida de la imprecisión de una serie de mediciones a una misma muestra
c. Es la relación de la desviación estándar con respecto a la media y se expresa en porcentaje
d. Es la pérdida gradual de la confiabilidad del sistema de análisis

16. El virus de la hepatitis B:

a. Es un virus RNA con envoltura
b. Es un virus DNA con envoltura
c. Es un virus RNA sin envoltura
d. Es un virus DNA sin envoltura

17. Se pueden producir proteinurias transitorias en:

a. la presencia de fiebre
b. situaciones de estrés
c. la realización de ejercicio físico intenso
d. en todas las situaciones anteriores

18. El método de Biuret se utiliza para la determinación de:

a. Glucosa   b. Lípidos
c. Proteínas   d. Electrolitos

19. De las transaminasas (AST/ALT):

a. son enzimas que transfieren un aminoácido a un cetoácido aceptor
b. los niveles normales en suero reflejan la muerte celular de los órganos ricos en ellas
c. la ALT es más específica del hígado
d. A, B, y C son ciertas

20. La 'osmolaridad' es el número de los moles de...

a. soluto en 1 kg de disolvente
b. soluto en 1 litro de disolución
c. diluyente en 1 kg de disolución
d. diluyente en 1 litro de disolución

21. Para el estudio de micobacterium tuberculosis, además de la tinción de Ziehl-Neelsen, se utiliza la tinción de:

a. Giemsa   b. Azul de metileno
c. Auramina   d. Nigrosina

22. El Síndrome de Bernard-Soulier podemos definirlo como:

a. Déficit del complejo GPIIb-IIIa de la membrana plaquetaria, sin alteraciones en la morfología plaquetar
b. Trombopenia de origen periférico
c. Trombocitosis sin alteraciones funcionales de las plaquetas
d. Déficit del complejo GPIb-IX de la membrana plaquetaria, con plaquetas gigantes, con frecuencia trombopénicas

23. Señale la correcta:

a. El INR es la razón normalizada internacional

b. Los valores del INR están entre 0,4-1,3

c. La prueba de laboratorio llamada "tiempo de trombina (TT)" se emplea para investigar alteraciones que afectan a la conversión del fibrinógeno en fibrina

d. Son correctas A y C

24. En líquido cefalorraquídeo:

a. el retraso en el análisis no afecta a los niveles de lactato

b. si el hemático y el sobrenanadante es xantocrómico orienta a hemorragia previa

c. los valores normales de las proteínas son la mitad de las de sangre

d. en líquidos hemáticos es conveniente añadir heparina

25. Una de las siguientes se considera etapa del método científico:

a. Interpretativa   b. Sistemática

c. Secuencial   d. Asociativa

26. En las reacciones de inmunoaglutinación, al anticuerpo especifico se le conoce como:

a. Aglutinina   b. Aglutinógeno

c. Hemaglutinina   d. Ninguna es cierta

27. En la técnica colorimétrica para la determinación de la creatinina:

a. La creatinina reacciona con el picrato alcalino formando un complejo azulado

b. La creatinina reacciona con el picrato alcalino formando un complejo rojizo

c. La creatinina reacciona con el citrato ácido formando un complejo azulado

d. La creatinina reacciona con el citrato alcalino formando un complejo rojizo

28. Un riesgo biológico es:

a. El riesgo derivado de la manipulación expuesta a agentes patógenos, que trae como consecuencia la manifestación de la enfermedad

b. El riesgo derivado de la manipulación a los agentes biológicos, que trae como consecuencia la infección del personal expuesto, con o sin manifestación de la enfermedad

c. El riesgo asociado directa o indirectamente a personas, bienes o medio ambiente por exposición a patógenos

d. Todas las opciones son correctas

29. La célula precursora de las plaquetas es:

a. Plaquetoblasto   b. Megacarioblasto

c. Mieloblasto   d. Tramboblasto

30. Según las inclusiones intraeritrocitarias, indica cuál aparece, con las tinciones habituales, en pacientes con intoxicación por plomo

a. Cuerpos de Howell-Jolly

b. Cuerpos de Heinz

c. Punteado basófilo

d. Anillos de Cabot

31. ¿En cuál de estos medios de cultivo en tubo NO sembrarías por estría?

a. Urea de Cristensen

b. Medio de Clark y Lubs

c. Medio KIA

d. Agar Nutritivo

32. Para identificar a las bacterias:

a. Se utilizan pruebas bioquímicas

b. Se utilizan pruebas serológicas

c. Se utilizan pruebas moleculares

d. Todas son correctas

33. Los estafilococos son Gram+ y se suelen observar al microscopio como:

a. Bastones cortos formando cadenas

b. Cocos individuales

c. Cocos formando racimos

d. Cocos formando cadenas

34. En general, la determinación de gases en sangre, puede ser:

a. De tipo basal (en reposo)

b. De esfuerzo (tras realizar un esfuerzo físico)

c. Respirando mezcla de gases, ricos en oxigeno

d. Todas son correctas

35. En la diferenciación del líquido pleural, según los criterios de Light:

a. Es un exudado cuando la concentración de proteínas del líquido esta aumentada

b. Es un exudado cuando la concentración de LDH del líquido esta disminuida en referencia al valor en suero

c. Es un trasudado cuando la concentración de proteínas del líquido esta aumentada

d. Es un trasudado cuando la concentración de LDH del líquido esta aumentada en referencia al valor en suero

36. Un líquido seminal con < 4% de espermatozoides normales presenta:

a. Oligozoospermia

b. Teratozoospermia

c. Astenozoospermia

d. Necrozoospermia

37. ¿Cuál de las siguientes frases es FALSA en cuanto al complejo mayor de histocompatibilldad?

a. Está situado en el cromosoma 6

b. Su función principal es unirse a antígenos con el fin de presentar el antígeno a una célula T apropiada

c. Los más conocidos son los antígenos eritrocitarios del sistema ABO (HLA de clase II)

d. Los HLA de clase I (A, B y C) se expresan en todas las células nucleadas

38. Dónde se produce la eritropoyetina en el adulto para la estimulación de la proliferación de eritrocitos:

a. En el riñón   b. En la médula ósea

c. En el hígado   d. En el bazo

39. En el estudio de las heces, ¿qué reactivo se utiliza para demostrar la existencia de polimorfonucleares indicando un proceso inflamatorio?

a. Azul de metileno   b. Sudán

c. Azul de Prusia   d. Lugol

40. ¿Cuál de los siguientes microscopios no está basado en la óptica?

a. Microscopio de campo oscuro

b. Microscopio de contraste de fases

c. Microscopio de fluorescencia

d. Microscopio electrónico

41. Si un microorganismos necesita para vivir un pH bajo, se denomina:

a. Acidófilo   b. Basófilo

c. Neutro   d. Alcalino

42. ¿Cuál de estas enzimas es más específica del hígado?

a. Amilasa

b. Aspartatoaminotransferasa (GOT/ASAT)

c. Alaninaminotransferasa (GPT/ALAT)

d. Gammagiutamiltransferasa (GGT)

43. El primer paso en la síntesis del grupo hemo es la formación de;

a. Acido 5-aminolevulínico

b. Protoporfirina III

c. Porfobilinógeno

d. Uroporfirinógeno III

44. El bicarbonato es un amortiguador fisiológico extracelular cuya principal función se realiza en la sangre y se determina:

a. Directamente a partir del pH y la presión de CO_2

b. Indirectamente a partir del pH y la presión de PO_2

c. Indirectamente a partir del pH y la presión de CO_2

d. Directamente a partir del pH y la presión de PO_2

45. ¿Qué fuerzas están implicadas en la unión no covalente ag-ac?

a. La atracción electrostática
b. Las fuerzas de Van der Waals
c. Los puentes de hidrogeno
d. Todas son correctas

46. El análisis de Guayacol en heces se utiliza para:

a. Detectar la presencia de sangre oculta
b. Determinar la concentración de urobilinógeno
c. Determinar la presencia de hidratos de carbono
d. Cuantificar los nutrientes en heces

47. Señale la INCORRECTA respecto a las enfermedades hereditarias recesivas ligadas al cromosoma X:

a. La incidencia es mayor en mujeres que en hombres
b. El hombre afectado transmite el gen a todas sus hijas
c. El hombre afectado no transmite el gen a sus hilos
d. Una mujer afectada transmite el alelo al 50% de sus hijos

48. ¿Se pueden analizar no metales con la técnica de emisión atómica de plasma de acoplamiento inductivo o ICP?

a. No
b. Sí
c. Depende del tipo de plasma

49. ¿Qué hormona estimula la producción de leche en las glándulas mamarias?

a. Progesterona
c. Testosterona
b. Prolactina
d. Estradiol

50. Con relación a la conservación y transporte de las muestras endocervicales y uretrales, para el aislamiento de los gérmenes patógenos:

a. Para mantener con vida a las Chlamydias, se deja la muestra a temperatura ambiente, si el transporte no es inmediato
b. Para el aislamiento de Neisseria gonorrhoeae, si el transporte no va a ser inmediato la muestra se mete a la nevera
c. Para el aislamiento de Neisseria gonorrhoeae se siembra en medio de Thayer Martin y la placa se incuba con CO2 al 5%
d. Para detectar adecuadamente el VHS se siembra en tubos de tioglicolato

51. ¿Cuál de las siguientes micobacterias la clasificarlas como de crecimiento rápido?

a. Kansasii
c. Fortuitum
b. Haemophilum
d. Tuberculosis

52. En la obtención de LCR, se suele enviar al laboratorio para su estudio tres tubos:

a. El primero para estudio microbiológico -el segundo para estudio bioquímico - el tercer tubo para el recuento celular
b. El primero para el recuento celular - el segundo para estudio microbiológico - el tercer tubo para estudio bioquímico
c. El primero para estudio bioquímico - el segundo para estudio microbiológico - el tercer tubo para el recuento celular
d. El primero para estudio bioquímico - el segundo para el recuento celular - el tercer tubo para estudio microbiológico

53. En el análisis por métodos enzimáticos de colesterol y/o triglicéridos y para evitar interferencias, debemos evitar tubos con:

a. glicerina
b. anticoagulantes fluoruros
c. anticoagulantes citratos
d. todos los anteriores

54. Es un método de identificación de virus:

a. Microscopía electrónica
b. Radioinmunoanálisis
c. Sondas de hibridación
d. Hay más de una respuesta correcta

55. Las bacterias del género Clostridium aparecen en:

a. lepra
c. brucelosis
b. gangrena gaseosa
d. tuberculosis

56. Al conjunto de determinaciones analíticas realizadas sin interrupción se denomina serie. Si en una serie supuesta sin error creamos un error aditivo constante en toda la serie, la precisión:

a. Se verá afectada, manteniéndose la exactitud
b. No variará, pero la exactitud disminuirá
c. Estará influenciada por el nivel del error aditivo creado
d. Se verá afectada, al igual que la exactitud

57. No es un síntoma de la Acidosis Metabólica:

a. Aliento con olor a frutas
b. Cansancio
c. Cefalea
d. Respiración lenta y superficial

58. En el infarto agudo de miocardio, se puede ver afectada la concentración de la enzima:

a. Lipasa
c. Alfa-amilasa
b. Creatina quinasa total
d. Fosfatasa alcalina

59. En cuanto al sistema del complemento es FALSO que:

a. La vía clásica se activa por microorganismos o células tumorales
b. Facilita la eliminación de microbios y células dañadas
c. Es un importante componente soluble del sistema inmunitario
d. Todas son ciertas

60. Dentro de las características que deben tener los indicadores de calidad de la asistencia sanitaria, se incluye:

a. Normalmente los indicadores son de tipo cualitativo
b. Se utilizan con poca frecuencia, como herramienta de medida de calidad
c. Generalmente son de tipo cuantitativo
d. El indicador siempre debe medirse aplicando una escala ordinal

61. Entre los protozoos de sangre y tejidos NO se encuentra:

a. Toxoplasma Gondii
b. Pneumocystis Carinii
c. Isospora-Belli
d. Lehismania

62. Señale la INCORRECTA:

a. La tirotropina se sintetiza en la adenohipófisis
b. La tiroxina y la triyodotironina tienen efectos fundamentales sobre el metabolismo
c. La tetrayodotironina se sintetiza en la glándula tiroidea
d. La hormona liberadora de tirotropina es de origen hipofisario

63. La Hibridación Fluorescente in situ (FISH) es una técnica citogenética de marcaje de cromosomas por hibridación con sondas fluorescentes y es útil para detectar:

a. Traslocaciones
c. Aneuploidias
b. Poliploidias
d. Las tres son ciertas

64. Aplicando el método científico, el proceso de investigación NO se caracteriza por ser:

a. Subjetivo
c. Objetivo
b. Sistemático
d. Organizado

65. ¿Qué marcador tiene mayor sensibilidad y especificidad que el CA125 en el diagnóstico del cáncer de ovario?

a. AFP   b. CEA   c. HE4   d. CA 15.3

66. En una punción lumbar en la que hemos obtenido tres tubos de LCR, cuál de los tres debemos usar para el estudio citológico:

a. El primero   b. El segundo
c. El tercero   d. Cualquiera de los tres

67. El personal de administración y gestión de los centros sanitarios pueden acceder:

a. Sólo a aquellos datos de la historia clínica que consienta el paciente
b. A todos los datos de la historia clínica
c. Sólo a aquellos datos de la historia clínica relacionados con sus propias funciones
d. Ninguna de las opciones anteriores es correcta

68. Un linfoma leucemizado quiere decir que:

a. se ha extendido a sangre periférica
b. presenta crisis blásticas
c. se ha extendido a tejido mieloide
d. se caracteriza por marcada linfocitosis

69. Un analista de laboratorio que trabaja en un laboratorio acreditado bajo la norma ISO/IEC 17025:

a. No necesita ser cualificado para un ensayo acreditado si su titulación académica garantiza que conoce la técnica relativa al ensayo acreditado
b. Debe ser recualificado periódicamente
c. No es obligatorio que esté cualificado para un ensayo no acreditado

70. Tenemos un paciente que en su analítica el recuento plaquetario es inferior a 125.000/mm3. Esta trombopenia se podría deber a:

a. Descenso en la producción de plaquetas
b. Aumento en la destrucción de plaquetas
c. Esplenomegalia
d. Todas las anteriores son ciertas

71. El virus del Herpes Simple se propaga por:

a. Extensión vía linfohemática
b. Extensión por contigüidad
c. Progresión retrógrada siguiendo los axones de los nervios
d. El virus permanece en la puerta de entrada sin propagarse

72. Método utilizado en la práctica clínica para medir la bilirrubina:

a. Método de Biuret
b. Método de Van der Bergh
c. Método de Benedict
d. Reacción de Liebermann-Burchard

73. Con respecto a la respuesta inmune celular:

a. Está mediada por anticuerpos
b. Está mediada por los linfocitos T citotóxicos
c. Es una inmunidad inespecífica
d. Todas son correctas

74. ¿Cuál es la muestra de elección por razones técnicas y prácticas en el screening de las drogas de abuso?

a. Sangre   b. Orina
c. Saliva   d. Heces

75. En la cadena epidemiológica, cuando una de las especies se beneficia pero sin perjudicar a la otra se conoce como:

a. Parásito   b. Simbiótico
c. Saprófito   d. Comensal

76. ¿Cuál de los siguientes factores no contribuye en aumentar la reabsorción tubular?

a. Fuerzas de Starling
b. Angiotensina II
c. Aldosterona
d. Todas ellas aumentan la reabsorción tubular

77. La acolia/hipocolia se observa en:

a. Ictericias por hemólisis
b. Ictericias obstructivas
c. Hepatitis
d. Son correctas B y C

78. La hipofunción de ADH produce:

a. Poliuria intensa
b. Aumento osmolalidad en orina
c. Hiponatremia
d. Retención de agua en el organismo

79. ¿Para qué se utiliza la cicloheximida en el agar Saboraud?

a. Para evitar el crecimiento de bacterias contaminantes
b. Para evitar el crecimiento de hongos contaminantes
c. Para la nutrición del hongo a estudiar
d. Ninguna de las anteriores es correcta

80. En el semen, la ausencia de espermatozoides se denomina:

a. Oligoespermia   b. Pancitoespermia
c. Azoospermia   d. Poligoespermia

81. Los niveles de PCO2 en sangre corresponden a la presión ejercida por el CO2 libre en plasma. Para su determinación se utilizan:

a. El electrodo de Clark
b. El electrodo de Calomel
c. El electrodo de plata
d. El electrodo de Stow-Sevenringhaus

82. Con respecto a los anticuerpos monoclonales es cierto:

a. Son más sensibles que los policlonales
b. Son más baratos que los policlonales
c. Evitan reacciones cruzadas
d. Proceden de un único clon de linfocitos T

83. VCM (Volumen Corpuscular Medio) bajo y RDW (Amplitud de la curva de distribución eritrocitaria) alto se asocia con:

a. ferropenia
b. talasemia
c. anemia inflamatoria
d. anemia sideroblástica

84. La adhesión de las plaquetas a los neutrófilos se denomina:

a. Satelitismo
b. Superposición
c. Agregación
d. Anisocitosis trombocitaria

85. Cuando el soporte elegido para la electroforesis es acetato de celulosa, la fracción que más migra respecto del punto de aplicación de la muestra es:

a. La albúmina   b. La alfa-1
c. La beta   d. La gamma

86. "La solicitud de la determinación de drogas de abuso en orina mediante inmunoánalisis en el contexto de la urgencia médica se realiza para:

a. Confirmar una impresión diagnóstica
b. Descartar su presencia en orina
c. Conocer el grado de intoxicación del paciente
d. Confirmar su presencia en orina

87. ¿Cuál es el precursor lipídico de la cortisona?

a. Acilglicéridos   b. Terpenos
c. Prostaglandinas   d. Esteroides

88. En un examen microscópico del sedimento urinario no se aprecian?

a. Células
b. Cilindros
c. Levaduras
d. Cuerpos cetónicos

89. ¿Qué zona de la masa fecal debe seleccionarse para la toma de muestras preferiblemente?

a. La que contenga sangre, moco o pus
b. La más pastosa
c. La más líquida
d. Todas ellas son válidas

90. En jóvenes y adultos ¿con qué prueba/s se debe iniciar el diagnóstico serológico de la enfermedad celíaca?

a. Anticuerpo anti-transglutaminasa Ig G
b. Anticuerpos anti-transglutaminasa Ig A
c. Anticuerpos anti-péptidos deaminados de gliadina
d. Inmunoglobulina A y anticuerpos anti-transglutaminasa Ig A

91. Punto en el que las proteínas tienen una carga neta de cero:

a. Punto isobárico   b. Punto isotérmico
c. Punto isoeléctrico   d. Punto cero

92. Neonato A+, con Coombs directo positivo en sangre de cordón. Madre O-. ¿Qué actuación procede?

a. Es necesario eluir e identificar estos anticuerpos, una de las posibilidades es que el neonato haya recibido parte de las inmunoglobulinas Anti-D puestas a la madre con la vacuna
b. Identificaríamos las inmunoglobulinas monoespecíficas, ya que la única capaz de traspasar la placenta sería la IgG
c. Informaríamos directamente a la planta alertando de EHRN provocada por incompatibilidad ABO entre madre e hijo
d. Realizaremos un escrutinio de anticuerpos irregulares con el plasma de la muestra para identificar el autoanticuerpo presente

93. Respecto a la neumonía atípica, es FALSO:

a. La exploración física demuestra una disociación clínico-radiológica
b. Uno de sus principales agentes etiológicos en el. Mycoplasma pneumoniae
c. Los virus respiratorios también pueden ser agentes causales
d. El cuadro clínico cursa, exclusivamente, con manifestaciones pulmonares

94. Una muestra de heces teñida con SUDAN III es útil para la visualización microscópica de:

a. Leucocitos   b. Cuerpos reductores
c. Grasas   d. Almidón

95. La llamada prueba de la avidez (indica la fuerza o afinidad del anticuerpo por el antígeno). Señale lo FALSO:

a. ayuda a diferenciar si la infección es aguda o crónica
b. la avidez de la IgG por el antígeno, disminuye a medida que envejece la infección
c. se usa en serología positiva a toxoplasma
d. usa un reactivo disociante para "despegar" el Anticuerpo IgG del Antígeno

96. ¿Qué factor de la coagulación es más abundante en una unidad de crioprecipitado?

a. Factor VII   b. Factor VIII
c. Factor IX   d. Factor X

97. Orden correcto de las etapas en el método epidemiológico:

a. Experimental-descriptiva-analítica
b. Descriptiva-analítica-experimental
c. Analítica-descriptiva-experimental
d. Experimental-analítica-descriptiva

98. El marcador considerado más sensible para valorar el estado de la función tiroidea es:

a. Triyodotironina (T3)
b. Hormona liberadora de tirotropina (TRH)
c. Tiroxina libre (T4-L)
d. Hormona tirotropa (TSH)

99. La fotometría de llama de emisión lleva un estándar interno de:

a. Potasio   b. Calcio
c. Litio   d. Zinc

100. El parasitismo es:

a. Una forma de comensalismo
b. Una forma de mutualismo con asociación útil para uno de ellos
c. Una relación íntima e ineludible en la que los dos tienen ventajas
d. Una relación íntima e ineludible en la que uno de ellos se nutre a costa de otro y éste carga con las desventajas

CLAVE DE RESPUESTAS

1 B	26 A	51 C	76 D
2 D	27 B	52 C	77 D
3 B	28 B	53 D	78 A
4 D	29 B	54 D	79 B
5 A	30 C	55 B	80 C
6 B	31 B	56 B	81 D
7 C	32 D	57 D	82 C
8 B	33 C	58 B	83 A
9 D	34 D	59 A	84 A
10 A	35 A	60 C	85 A
11 A	36 B	61 B	86 B
12 D	37 C	62 D	87 D
13 D	38 A	63 D	88 D
14 B	39 A	64 A	89 A
15 D	40 D	65 C	90 D
16 B	41 A	66 C	91 C
17 D	42 C	67 C	92 A
18 C	43 A	68 A	93 D
19 D	44 C	69 C	94 C
20 B	45 D	70 D	95 B
21 C	46 A	71 C	96 B
22 D	47 A	72 B	97 B
23 D	48 B	73 B	98 D
24 A	49 B	74 B	99 C
25 A	50 C	75 D	100 D

SUPUESTO Nº 1

LABORATORIOS DE SANIDAD ANIMAL

Al Laboratorio llegan unas muestras de sangre, carne y vísceras para su análisis toxicológico, bacteriológico y virológico. Una vez registradas, se envían a los departamentos correspondientes para su tratamiento y análisis. Se solicitan análisis bacteriológicos, virológicos y toxicológicos. En relación con el análisis bacteriológico se plantean las siguientes cuestiones:

1. Hay que preparar medios de cultivo a partir de medios deshidratados. Éstos se preparan con:

a. Metanol- agua al 50%

b. Agua de peptona

c. Agua destilada o desionizada reciente y libre de metales pesados

d. Con cualquier tipo de agua limpia

2. A veces hay que añadir a los medios de cultivo suplementos termolábiles como sangre, antibióticos, etc. ¿A qué temperatura deben añadirse?

a. No importa la temperatura

b. De 45 a 50ºC

c. A 30ºC

d. A 70ºC

3. Necesitamos preparar un litro de medio de cultivo semisólido. ¿Qué cantidad de agar añadiremos?

a. Entre 30 y 35 g

b. Entre 25 y 20 g

c. Entre 20 y 15 g

d. Entre 0,2 y 3 g

4. Para la incubación de determinadas bacterias además de la selección del medio selectivo hay que tener en cuenta:

a. Atmósfera, temperatura y tiempo

b. Atmósfera y temperatura

c. Atmósfera y tiempo

d. Temperatura y tiempo

5. Para designar a una bacteria sensible, intermedia o resistente frente a un antimicrobiano, ¿qué prueba se realiza?

a. Tinciones

b. Prueba de la lisina decarboxilasa

c. Prueba del antibiograma

d. Prueba de la catalasa

6. En relación con el análisis virológico se plantean las siguientes cuestiones: Con el suero del animal realizaremos distintas pruebas serológicas. Una de ellas utiliza agar como soporte, ¿Cuál es?

a. Fijación de complemento

b. Seroneutralización

c. Inmunodifusión doble

d. Inmunofluorescencia directa

7. Para realizar la prueba de la fijación de complemento, el suero ¿debe calentarse a 56ºC durante 30 minutos?

a. No, a 26ºC durante 30 minutos

b. Sí, para destruir el complemento

c. No, para no destruir el complemento

d. Sí, para destruir los anticuerpos

8. En la técnica de fijación de complemento, ¿qué solución tampón tendremos que preparar?

a. Tampón carbonato pH= 9,6

b. Tampón Veronal

c. Tampón carbonato pH=7,2

d. Tampón School

9. Respecto a la resistencia de los virus:

a. Son sensibles a antibióticos

b. Pueden resistir largos periodos de tiempo almacenados a 4ºC

c. Pueden resistir largos periodos de tiempo almacenados a –70ºC y a –196ºC

d. Pueden resistir largos periodos de tiempo almacenados a temperatura ambiente

10. Si queremos detectar virus en una muestra, ¿qué técnica utilizaremos?

a. PCR

b. ELISA

c. Cultivo celular

d. Las tres anteriores son correctas

11. En relación con el análisis toxicológico se plantean las siguientes cuestiones: Se sospecha de presencia de estricnina en las muestras. ¿Por qué técnica instrumental se detectaría?

a. Absorción atómica

b. Electrodo selectivo

c. Espectrometría de emisión por plasma de acoplamiento inducido

d. Cromatografía de líquido masas

12. Para la detección de un plaguicida organofosforado utilizaremos una cromatografía de gases con un detector específico, ¿cuál?

a. Captura de electrones (ECD)

b. Fotométrico de llama (FPD)

c. Ionización

d. Ultravioleta

13. El resultado que obtenemos en el análisis lo expresamos en ppm que equivalen a:

a. mg/Kg   b. mg/g

c. mL/L   d. g/Kg

14. En la extracción de las muestras se nos forma una emulsión de agua y un disolvente orgánico. ¿Cómo se puede deshacer?

a. Se filtra la mezcla

b. Se centrifuga la mezcla

c. Se elimina el agua por desecación

d. Se elimina el disolvente por evaporación

15. Para determinar clorpromacina, en una de las etapas del análisis se necesita que el extracto tenga un pH estable, ¿cómo se logra esto?

a. Añadiendo disolución reguladora de Ph

b. Añadiendo ácido fuerte

c. Añadiendo ácido débil

d. Añadiendo base fuerte

CLAVE DE RESPUESTAS			
1 C	5 C	9 C	13 A
2 B	6 C	10 D	14 B
3 D	7 B	11 D	15 A
4 A	8 B	12 B	

LABORATORIOS DE SANIDAD ANIMAL

Llegan muestras de aves muertas de una explotación, así como hisopos cloacales y suero de los animales enfermos. Los síntomas predominantes son nerviosos y digestivos con alta mortalidad y morbilidad. Se solicitan análisis bacteriológicos y virológicos

1. Al realizar la necropsia de los animales muertos, ¿qué tipo de tijeras son las más apropiadas?

a. De hojas afiladas y romas

b. Con dientes

c. Desechables

d. Tipo cizalla para cortar también huesos

2. En la recogida de órganos en la necropsia, para el departamento de toxicología, precauciones a tomar:

a. Lavar los órganos recogidos para arrastrar los restos de sangre y así poder observar posibles lesiones causadas por tóxicos

b. Debe evitarse su fijación en formol o alcohol o la adición de conservantes

c. Deben ser fijados en formol al 10% para evitar el deterioro de la muestra

d. Deben ser fijados en formol y congelados a –20ºC o a –70ºC hasta su análisis por el departamento

3. Cuando realizamos los ensayos se realizan registros técnicos que contienen los datos e información obtenidos al realizar las pruebas. Si estos registros contienen errores, ¿qué debemos hacer?

a. Cada error será tachado y encima se escribirá el valor correcto

b. Cada error debe ser tachado pero sin borrarlo, ni hacerlo ilegible, ni eliminarlo e introducir al lado el valor correcto

c. Se procederá a implantar accesos preventivos y correctivos para evitar errores futuros

d. Se tomará una nueva hoja de registro técnico y se rellenará con los valores correctos

4. Unos hisopos cloacales llegan en un medio de transporte Stuart y otros en un medio de transporte con antibióticos. ¿Qué análisis podemos realizar con ellos?

a. Toxicológico   b. Bacteriológico

c. Virológico   d. Son correctas B y C

5. En relación con el análisis virológico: Con las vísceras hacemos un macerado para inocular huevos embrionados de pollo y cultivos celulares, para detectar...

a. virus con capacidad hemoaglutinante

b. virus que producen efecto citopático

c. virus que no producen efecto citopático

d. Las tres cosas

6. Para la prueba de inoculación en la cavidad alantoidea en embrión de pollo, señalaremos en el huevo al mirarlo por el ovoscopio el embrión y...

a. la cámara de aire   b. la cavidad alantoidea

c. la cavidad amniótica   d. el saco vitelino

7. Con el suero vamos a realizar la prueba de Inhibición de la Hemoaglutinación para la detección de anticuerpos, para ello necesitamos 4 unidades hemoaglutinantes. En la prueba de hemoaglutinación, para titular el virus, hemos obtenido un título de 1/256. ¿Qué dilución del virus tiene 4 unidades hemoaglutinantes?

a. 1/ 64   b. 1/ 32   c. 1/128   d. 1/512

8. Con el suero vamos también a realizar la prueba de seroneutralización para la determinación de anticuerpos. Dicha reacción se realiza en placas de cultivo que se incuban en estufa de CO_2 a 37ºC. ¿Cómo es el fondo de estas placas?

a. en V con tapa   b. U con tapa

c. plano con tapa   d. plano sin tapa

9. Hemos de realizar la técnica de PCR para saber si en el macerado de las vísceras hay ácido nucleico. Cómo se llama la primera fase de la reacción en cadena de la polimerasa:

a. Polimerización   b. Desnaturalización

c. Templado   d. Replicación

10. Una vez aislado el virus queremos identificarlo. Elegimos la técnica de Inmunodifusión en Gel de Agar

a. La Inmunodifusión en Gel de Agar es una técnica sólo empleada para diagnóstico serológico

b. En la lectura de la reacción se visualizan líneas de precipitación cuando existe correspondencia entre antígeno y anticuerpo

c. La lectura de la reacción requiere el empleo de un transiluminador para visualizar las bandas de precipitación electroféricas

d. Las placas de Inmunodifusión en Gel de Agar requieren ser teñidas con un colorante, como azul de Evans para poder visualizar las líneas de precipitación

11. Al preparar el medio de cultivo el pH que resulta es de 6,2 y el que debe de tener el medio es de 7,2-7,4. ¿Qué hay que hacer para ajustarlo?

a. Añadir ClH 0.1N

b. Añadir NaOH 0.1N

c. Añadir solución tampón de pH =7

d. Añadir ClNa 0.1N

12. En relación con el análisis bacteriológico: En el cultivo se ha aislado un streptococo. Se diferencia de un E. Coli porque los streptococos son:

a. Bacterias Gram+, de forma esférica y aparecen en pares o en cadena

b. Bacterias Gram- de forma esférica o redondeada

c. Bacterias de forma espiral y aparecen en pares o en racimos

d. Bacilos Gram+ cortos y forma helicoidal

13. También se ha aislado una bacteria con capacidad de movimiento, esto es debido a la presencia de apéndices filamentosos llamados:

a. Flagelos   b. Micelos

c. Plásmidos   d. Cilios

14. Se tiñe una preparación por el método de Gram. Para identificar las bacterias hay que observar dicha preparación al microscopio óptico. ¿Cuál es la función del condensador en un microscopio óptico?

a. Es una lente que amplía la imagen del objetivo

b. Es una lente que concentra los rayos luminosos sobre la preparación

c. Es el lugar donde se deposita la preparación

d. Regula la cantidad de luz que entra en el microscopio

15. En la tinción de Gram se observan bacterias Gram+. Para continuar la identificación queremos ver si la bacteria degrada o no el agua oxigenada. Esta prueba se llama:

a. coagulasa   b. oxidasa

c. catalasa   d. oxigenasa

CLAVE DE RESPUESTAS

1 A	5 D	9 B	13 A
2 B	6 A	10 B	14 B
3 B	7 A	11 B	15 C
4 D	8 C	12 A	

SUPUESTO Nº 3

LABORATORIOS AGROALIMENTARIOS

Al Laboratorio ha llegado una muestra de vino a la que se le aprecian una serie de defectos organolépticos. Se procede a realizar una serie de análisis fisicoquímicos para detectar algún supuesto fraude

1. Se desea realizar el extracto seco del vino. Indique la FALSA:

a. Se puede determinar a partir de las densidades del vino y de su destilado

b. Se determina, usualmente, por desecación en estufa de un volumen conocido de vino en una cápsula previamente tarada

c. Se puede calcular por la fórmula de Tabarie

d. El extracto seco está relacionado, entre otras sustancias, con el contenido de azúcares del vino

2. En un vino, no tiene sentido hablar de:

a. Extracto seco total

b. Extracto seco reductor

c. Extracto seco magro

d. Todas las anteriores son correctas

3. Si optamos por calcular el extracto por pesada, se toman 20 mL de la muestra y se procesan, obteniendo la siguiente serie de pesadas equivalentes de la cápsula: 26,5943 g; 26,5942 g y 26,5935 g. Indíquese cuál es el extracto seco del vino, sabiendo que la cápsula vacía pesa 25,4257 g

a. 58,390 g/L   b. 1,1683 g/L

c. 58,415 g/L   d. 23,366 g/L

4. Si queremos realizar una medida a partir de las densidades, ¿Cuál de estos instrumentos no sirve para calcular la densidad de una mezcla hidroalcohólica?

a. Picnómetro

b. Alcoholímetro

c. Balanza hidrostática

d. Areómetro

5. Si el grado alcohólico adquirido de la muestra resulta ser de 12,5º y el contenido en azúcares reductores es de 18 g/L, el grado alcohólico total será:

a. 30,5   b. 5,5

c. 13,5   d. 11,5

6. Se desea realizar la acidez volátil del vino. Indíquese qué operación debe realizarse previa a la medida:

a. Neutralización   b. Desgasificación

c. Destilación   d. Precipitación

7. Para el cálculo de la acidez volátil se deben tener en cuenta los contenidos de:

a. Ácido Acético y otros ácidos de la serie acética

b. Ácido Sórbico

c. Anhídrido Sulfuroso

d. Todas las anteriores son correctas

8. La acidez total de un vino, expresada en g/l de Ácido Tartárico, determinada a partir de 10 mL de muestra es 4,5. ¿Cuántos mL de Na (OH) 0,1 N se han utilizado para su determinación? Peso Molecular HOOC-CHOH-CHOH-COOH = 150:

a. 10,0   b. 6,0

c. 4,5   d. 9,0

9. De los ácidos orgánicos que habitualmente se analizan en un vino, ¿Cuál de ellos no puede determinarse utilizando reacciones enzimáticas?

a. Málico   b. Láctico

c. Tartárico   d. Cítrico

10. ¿Cuál de estos ácidos tiene una acción quelante que puede ayudar a evitar la quiebra férrica?

a. Málico   b. Cítrico

c. Láctico   d. Tartárico

11. Para conocer si se ha producido la fermentación maloláctica en la muestra deberíamos saber que:

a. Durante el proceso se habrá producido un aumento de la acidez total

b. Habrá aumentado el contenido de ácido láctico

c. Se producirá la precipitación de gran parte del Fe presente en la muestra

d. Tendremos que añadir un licor de expedición para comenzar el proceso

12. Los métodos enzimáticos para la determinación de ácidos orgánicos se basan en la medida de:

a. La absorción en ultravioleta del NADH formado en la reacción

b. La diferencia de potencial con un electrodo

c. Del enzima residual después de la reacción

d. Pico cromatográfico del enzima

13. Sobre la presencia de sacarosa en un vino, es FALSO:

a. No puede medirse directamente por el método de Luff- Schoorl

b. Indica una adición de este azúcar en el vino

c. Se determina por HPLC (High Performance Liquid Choromatography) con detector de índice de refracción

d. El contenido natural suele exceder de 5 g/L

14. Al realizar la medida espectrofotométrica de la muestra para detectar ácido sórbico nos da las siguientes medidas de absorbancias, utilizando distintas diluciones 0,009; 0,450 y 1,926. A la vista de estos resultados, se debería realizar el cálculo de la concentración con:

a. La medida de 0,009

b. La medida de 0,450

c. La medida de 1,926

d. La media ponderada de las tres medidas, teniendo en cuenta las distintas diluciones

15. Se ha de determinar el contenido en alcohol metílico por cromatografía de gases. Al inyectar un patrón de 250 mg/L obtenemos un pico a 3,06 minutos con un área de 71,09. ¿Cuál será el contenido de la muestra, expresados en ppm, a la vista de los siguientes datos?Tiempo de retención Área 1,806 3,45 2,065 4,51 3,06 50,20 3,45 36,1

a. 153,6   b. 176,5

c. 250,0   d. 14,3

CLAVE DE RESPUESTAS

1 B	5 C	9 C	13 D
2 C	6 B	10 B	14 B
3 C	7 D	11 B	15 B
4 B	8 B	12 A	

LABORATORIOS AGROALIMENTARIOS

En el proceso de análisis de una muestra de aceite:

1. La muestra recibida en el registro de Laboratorio ha perdido el lacre:

a. Si la muestra duplicada está correcta, se procede a su registro, y se envía al Departamento de análisis correspondiente

b. Si la muestra duplicada está correcta, se procede a su registro y se conserva adecuadamente en el almacén de registro hasta que el Departamento de análisis correspondiente la reclame

c. No se puede analizar, pues, la muestra está incorrectamente tratada y no se registra

d. No se puede analizar aunque el duplicado de la misma sea correcto. Se registra, se almacena y se toma nota de los incidentes

2. Con la muestra recibida en el Laboratorio se procede a su análisis:

a. Previamente se filtra a través de algodón hidrófilo

b. Previamente se filtra a través de un papel de filtro normal

c. Previamente se filtra a través de una membrana filtrante de 0.45 µm

d. Previamente se filtra a través de un papel de filtro normal y se desgasifica

3. El análisis de la muestra de aceite:

a. Será únicamente químico

b. Será únicamente organoléptico

c. El análisis organoléptico no tiene relevancia actualmente

d. Dependiendo de lo que se solicite, será de acuerdo con los métodos establecidos en los Reglamentos Comunitarios 2568/91 ó 796/02 sobre métodos de aceites

4. El conjunto de los parámetros analíticos de la muestra analizada:

a. Tratan de establecer la calidad del aceite

b. Tratan de establecer la pureza del aceite

c. Tratan de establecer la calidad y la pureza del aceite

d. Una vez establecidos su pureza y su calidad el análisis sensorial establece el "índice global"

5. El análisis de la pureza del aceite:

a. Se realiza únicamente por el contenido de los ácidos grasos

b. Además de lo indicado en el apartado A, por los esteroles

c. Entre otros parámetros analíticos, por el contenido de ácidos grasos y el de esteroles

6. El análisis de ácidos grasos se realiza:

a. Por cromatografía de gases de los triglicéridos

b. Como los triglicéridos, se realiza por HPLC (High Performance Liquid Chromatography) con detector de llama

c. Por cromatografía de líquidos de los ésteres metílicos de los ácidos en fase inversa

d. Por cromatografía de gases de los ésteres metílicos de los mismos

7. La composición de los ácidos grasos se establece por:

a. Metilación de los triglicéridos con metilato sódico y HCl en metanol

b. Por extracción de los ésteres metílicos con NaCl y hexano

c. Inyección en el cromatógrafo de los ésteres metílicos en columna muy polar y detector de ionización de llama

d. Como indican las tres proposiciones anteriores de manera sucesiva

8. En el análisis de ácidos grasos:

a. Se establece el número de átomos de carbono de las cadenas de los ácidos carboxílicos grasos

b. En la cromatografía de gases el tiempo de retención, respecto de un patrón conocido, permite su identificación

c. El área de cada pico cromatográfico permite su cuantificación

d. Las tres son correctas

9. El análisis de triglicéridos:

a. Se realiza por diferencia de pesada entre el peso del aceite y el peso del insaponificable

b. Se realiza por HPLC-MS-MS (High Performance Liquid Chromatography Masas-Masas)

c. Permite detectar la presencia de aceites semisecados en aceites de oliva

d. Ninguna de las anteriores es correcta

10. Entre las pruebas de calidad de un aceite se encuentra la acidez:

a. Que se relaciona con el contenido de ácidos grasos libres

b. Que se expresa como el índice de acidez

c. Que se expresa como el grado de acidez

d. Todas las anteriores son correctas

11. Los ensayos de:

a. Pureza son: la acidez y el índice de peróxidos, entre otros

b. Calidad son: la acidez, el índice de peróxidos y el K270, entre otros

c. Pureza son: únicamente la acidez y los ácidos grasos

d. Calidad son: los ácidos grasos y los esteroles

12. El K270:

a. Es un indicador de la pureza del aceite

b. Es el coeficiente de extinción a $\lambda = 270$ nm

c. No tiene que ver con el K232

d. Todas las afirmaciones anteriores son correctas

13. Indique la correcta:

a. El grado de acidez de un aceite es el peso en mg de KOH necesarios para neutralizar los ácidos grasos libres de 1g de grasa

b. El índice de peróxidos nos indica el grado de oxidación de los ácidos grasos insaturados contenidos en el aceite o grasa

c. El perfil de ácidos grasos nos permite detectar si los triglicéridos no son de síntesis

d. El perfil de triglicéridos de un aceite de oliva presenta un máximo en la trilinoleina

14. Se ha de preparar un patrón de BHT ($C_{15}H_{24}O$, que es un antioxidante) para su determinación en el aceite por cromatografía líquida. La riqueza del BHT es del 97.0% y su masa molecular es 220,36. ¿Cuánto ha de pesarse para preparar 100 mL de un patrón de 200 ppm?

a. 20 mg   b. 19,4 mg

c. 20,6 mg   d. 27,6 mg

CLAVE DE RESPUESTAS			
1 B	5 C	9 D	13 B
2 B	6 D	10 D	14 B
3 D	7 D	11 B	
4 D	8 D	12 B	

NOTAS

NOTAS

NOTAS

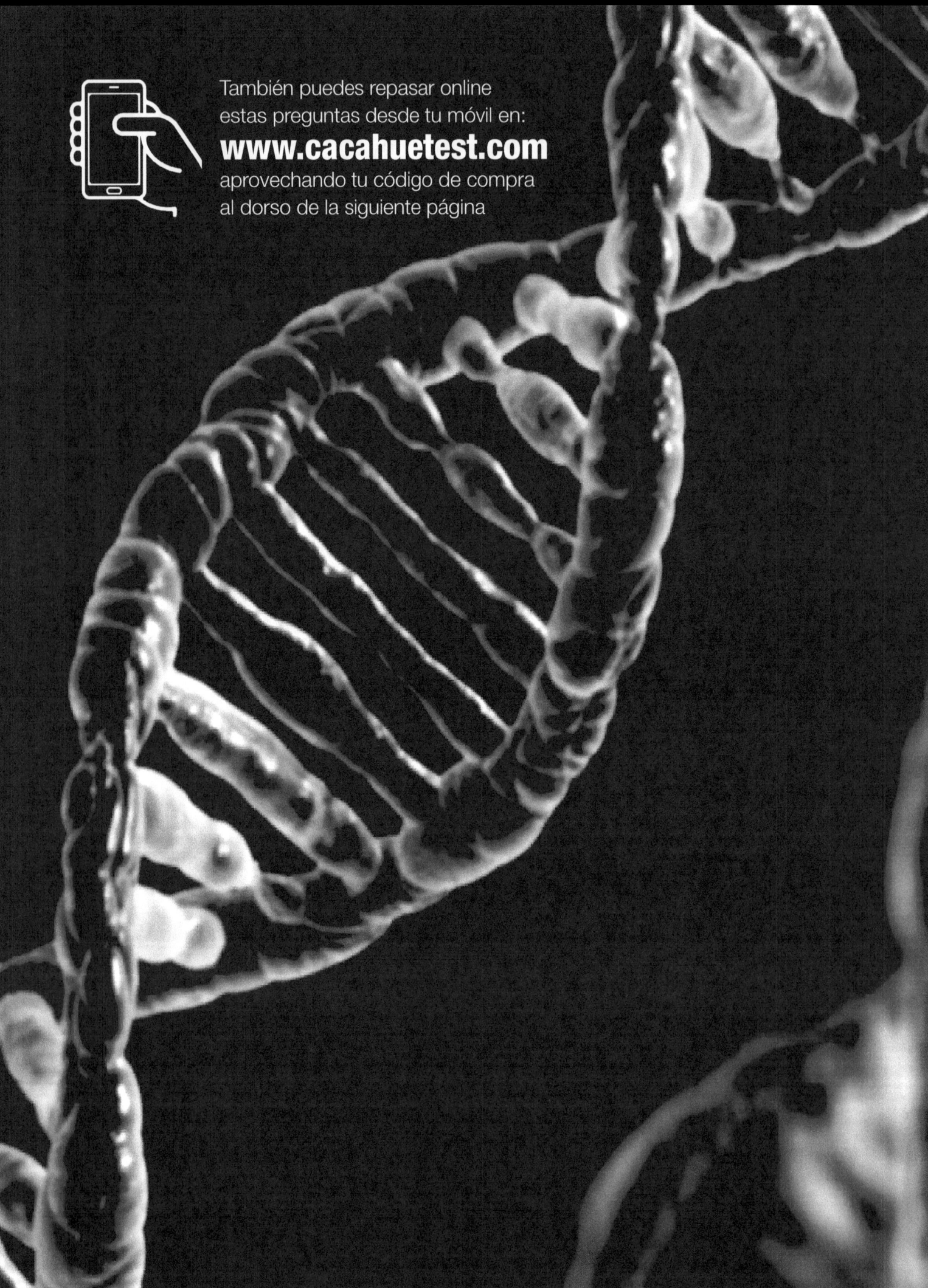

www.ingramcontent.com/pod-product-compliance
Lightning Source LLC
Chambersburg PA
CBHW082012230526
45468CB00022B/2090